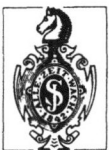

E. F. Pfeiffer (Hrsg.)

Das Ulmer Diabetiker ABC

Teil 1: Ein Kurs für den insulinspritzenden Diabetiker

Unter Mitarbeit von
Dr. med. F. Bischof
Dr. med. H. Hauner
Priv. Doz. Dr. med. W. Kerner
C. Rogenhofer-Pschorr
Dr. med. A. Schnabel
G. Servay
S. Splitt
Dr. med. G. Steinbach
H. Zier

Mit 32 Abbildungen davon 14 farbig

Springer-Verlag Berlin Heidelberg New York
London Paris Tokyo Hong Kong

Prof. Dr. med. Dr. h.c. mult. E.F. Pfeiffer
Medizinische Klinik und Poliklinik
Universität Ulm
Robert-Koch-Straße 8
D-7900 Ulm

ISBN-13:978-3-540-51639-2   e-ISBN-13:978-3-642-75039-7
DOI: 10.1007/978-3-642-75039-7

CIP-Titelaufnahme der Deutschen Bibliothek
Das Ulmer Diabetiker ABC / E.F. Pfeiffer (Hrsg.). Unter
Mitarb. von F. Bischof ... – Berlin ; Heidelberg ; New York ;
London ; Paris ; Tokyo ; Hong Kong : Springer
NE: Pfeiffer, Ernst F. [Hrsg.]; Bischof, Friederike [Mitverf.]

Teil 1. Ein Kursus für den insulinspritzenden Diabetiker. – 1990
ISBN-13:978-3-540-51639-2 (Berlin ...)

Dieses Werk ist urheberrechtlich geschützt. Die dadurch begründeten Rechte, insbesondere die der Übersetzung, des Nachdrucks, des Vortrags, der Entnahme von Abbildungen und Tabellen, der Funksendung, der Mikroverfilmung oder der Vervielfältigung auf anderen Wegen und der Speicherung in Datenverarbeitungsanlagen, bleiben, auch bei nur auszugsweiser Verwertung, vorbehalten. Eine Vervielfältigung dieses Werkes oder von Teilen dieses Werkes ist auch im Einzelfall nur in den Grenzen der gesetzlichen Bestimmungen des Urheberrechtsgesetzes der Bundesrepublik Deutschland vom 9. September 1965 in der Fassung vom 24. Juni 1985 zulässig. Sie ist grundsätzlich vergütungspflichtig. Zuwiderhandlungen unterliegen den Strafbestimmungen des Urheberrechtsgesetzes.

© Springer-Verlag Berlin Heidelberg 1990

Gesamtherstellung: Ernst Kieser GmbH, 8902 Neusäß
2119/3140-543210

Vorwort

Vor 100 Jahren wurde gezeigt, wie nach Entfernung der Bauchspeicheldrüse beim Hund eine zum Tode führende Zuckerkrankheit folgt. Damit war eindeutig bewiesen, daß die Ursache der Zuckerkrankheit in der Bauchspeicheldrüse zu suchen war, und dort ein blutzuckersenkendes „Hormon" gefunden werden mußte, das menschlichen Zuckerkranken gegeben werden kann. Es dauerte weitere 30 Jahre, ehe nach vielen fehlgeschlagenen Versuchen endlich dieses Insulin isoliert worden war und beim Menschen angewandt werden konnte. Die gefürchtete Stoffwechselentgleisung, oft tödlich, das Coma diabeticum, war damit zu verhindern.
Es dauerte weitere Jahrzehnte, ehe die Ärzte realisierten, daß die Insulintherapie in der bisher üblichen Form mit Injektion von lang- und kurzwirkenden Präparaten nicht ausreicht, um die Feinregulation des Blut- und Gewebezuckers so gut zu beherrschen, wie das beim Stoffwechselgesunden automatisch funktioniert. Die gefürchteten Komplikationen an Augen, Nieren und Nervensystem traten in den Vordergrund.
Dies galt zwar vorwiegend für den insulinspritzenden- oder Typ I-Zuckerkranken. Aber auch beim nicht-insulinbedürftigen Diabetiker kommen diese Erkrankungen der kleinen Gefäße und des Nervensystems immer häufiger vor, zusätzlich neigen die großen Gefäße am Herz und am Gehirn bei beiden Diabetestypen dazu,

beschleunigter als beim Stoffwechselgesunden an Arteriosklerose zu erkranken. Damit stehen wir mitten in der Nachinsulin-Ära, die danach strebt, den Blutzucker so zu renormalisieren, daß Erkrankungen der großen und der kleinen Gefäße unterbleiben werden. Die automatisch funktionierende Insulinzufuhr mußte erreicht werden. Dies gelang bisher nur mit Überpflanzung von funktionsfähigem insulinproduzierendem Inselgewebe oder auf technischem Wege mittels der künstlichen endokrinen Bauchspeicheldrüse. Die praktische Therapie ist auf häufige Blutzuckerkontrollen und Anpassung der Insulindosis an die Lebensweise und die Lebensbedürfnisse angewiesen.

Auf dem Verordnungswege kann dieses Ziel allein nicht erreicht werden. Dies ist nur möglich durch die engste Zusammenarbeit zwischen Zuckerkranken, medizinischem Personal und Arzt. Es ist sogar noch mehr notwendig: Der Zuckerkranke selbst muß seine Krankheit beherrschen lernen und meistern. Der Arzt wird damit zum Berater und objektiven Beobachter, die Hauptarbeit hat der Patient.

Seit mehr als 25 Jahren habe ich in allen Abteilungen und Kliniken, denen ich vorgestanden habe, dieses Ziel durch eine konsequente Schulung der Zuckerkranken zu erreichen versucht. Meine Schüler haben das Prinzip in ihren eigenen Wirkungsbereichen in der ihnen passend erscheinenden Form weitergeführt. Der erfolgreiche Diabetiker ist ein disziplinierter Bürger, der präzise seinen Pflichten gegenüber der Gesellschaft, seinem Beruf und seiner Familie nachkommt. Er beherrscht sich und die ihm anvertrauten Verrichtungen. Körpergewicht, Zuckerstoffwechsel und Blutdruck werden von ihm in der überwiegenden Zahl der Fälle im Normbereich gehalten. Einer meiner Patienten, der mit 8 Jahren an Diabetes erkrankte, hat mit 68 Jahren einen Aufsatz geschrieben: „60 Jahre Diabetes – ohne Komplikationen". Dies *ist* zu erreichen. Dies straft alle

Lügen, die dem Diabetiker eine kürzere Lebenserwartung und besondere Gefährdung zudiktieren wollen. Noch muß der Patient seinen Verstand und das Erlernte so einsetzen, wie es später einmal die automatisch funktionierenden Mechanismen ihm abnehmen werden.

Das vorliegende Büchlein wurde von meinen Mitarbeitern nach jahrelanger, praktischer Erfahrung bei der Unterrichtung der Patienten zusammengestellt. Es war zu Anfang ein Manuskript, das im Eigenverfahren entstanden war und unseren Patienten mitgegeben wurde. Dann trat man an uns heran mit der Aufforderung, hieraus ein Büchlein entstehen zu lassen, das einem größeren Kreis angeboten werden sollte. Dies ist hiermit geschehen.

Ich wünsche ihm Verbreitung und Erfolg. Es ist nach meinem Dafürhalten ausgezeichnet gelungen. Möge es dazu verhelfen, soviele Zuckerkranke wie möglich bis an die Schwelle des Tores zu dem Gebäude zu führen, das mit Hilfe aller biologischen und technischen Möglichkeiten die automatische Rückkoppelung zwischen Insulingabe und Zuckerregulation jedem insulinspritzenden Diabetiker zur Verfügung stellt.

Ulm, November 1989   *E. F. Pfeiffer*

Inhaltsverzeichnis

Was ist Diabetes mellitus? 1
Die Behandlung der Zuckerkrankheit 5
Diabeteskost 7
   Angepaßte Energiezufuhr 7
   Verteilung der Nahrung auf 6 Mahlzeiten 8
   Verbot von Zucker und zuckerhaltigen
   Nahrungsmitteln 10
   Ausgewogene Ernährung 11
   Getränkeauswahl 22
   Diätetische Nahrungsmittel 26
   Diabetiker im Restaurant 30
Die Behandlung mit Insulin 33
   Allgemeines 33
   Die Praxis der Insulinbehandlung 36
   Die intensivierte Insulintherapie 40
Diabetes und körperliche Arbeit 43
Die Selbstkontrolle der Stoffwechsellage 46
   Blutzuckerselbstmessung 46
   Urinzuckermessung 48
   Urinaceton 48
Abstimmung von Blutzucker, Insulindosis,
Kohlenhydratgehalt der Mahlzeit und körperlicher
Belastung 51
Unterzucker und Stoffwechselentgleisung 57

Die Spätschäden der Zuckerkrankheit 62
Moderne Technologien 65
Der „Diabetische Fuß" 68
Der Diabetiker in besonderen Situationen 72
   Infektionskrankheiten 72
   Schwangerschaft 73
   Gewichtsabnahme und Fasten 74
   Operationen 75
   Medikamente, die den Blutzucker beeinflussen . 75
   Urlaubsreisen 76
Sozialmedizinische Aspekte der Zuckerkrankheit . 79

Informationsquellen 82

Mitarbeiterverzeichnis

Dr. med. Friederike Bischof
Dr. med. Hans Hauner
Priv. Doz. Dr. med. Wolfgang Kerner
Dr. med. Armin Schnabel
Dr. med. Gerald Steinbach
Christa Rogenhofer-Pschorr, Ernährungsberaterin
Gabriele Servay, Ernährungsberaterin
Shanti Splitt, Ernährungsberaterin
Horst Zier, Medizintechniker

Medizinische Klinik und Poliklinik
Universität Ulm
Robert-Koch-Straße 8
7900 Ulm

Was ist Diabetes mellitus?

Die Zuckerkrankheit (Diabetes mellitus) ist durch eine Erhöhung des Zuckergehaltes (d. h. Traubenzucker = Glucose) des Blutes gekennzeichnet. Beim Gesunden liegt der Nüchtern-Blutzucker unter 100 mg/dl (= 100 mg%), der Blutzucker nach einer Mahlzeit unter 140 mg/dl. Bei Diabetikern werden diese Werte überschritten. Die Zuckerkrankheit kommt in verschiedenen Formen vor:

Der Typ I-Diabetes (jugendlicher Diabetes) tritt meist vor dem 30. Lebensjahr auf. Die daran leidenden Patienten sind fast immer normal- oder untergewichtig. Die Blutzuckererhöhung kommt durch das Fehlen des Hormons Insulin zustande. Bei Typ I-Diabetikern sind die Zellen der Bauchspeicheldrüse, die normalerweise dieses Hormon herstellen, zerstört. Die Behandlung dieser Erkrankung muß deshalb immer mit Insulin erfolgen.

Der Typ II-Diabetes (Altersdiabetes) tritt meist nach dem 40. Lebensjahr auf. Die daran leidenden Patienten sind häufig (80%) übergewichtig. Ursache für die Blutzuckererhöhung der Altersdiabetiker ist die nicht zeitgerechte Freisetzung von Insulin aus der Bauchspeicheldrüse und die verminderte Ansprechbarkeit der Zellen des Organismus auf Insulin. Letzteres hängt vorwiegend mit dem Übergewicht zusammen. Die Behandlung des Altersdiabetes stützt sich deshalb hauptsächlich auf das Erreichen des Normalgewichts durch Reduktionskost. Meist läßt sich anschließend durch Einhalten einer Diabetesdiät, mit der das Normalgewicht aufrechterhalten wird, eine gute Blutzuckereinstellung erzielen. Erst wenn unter diesen Bedingungen die alleinige Diätbehandlung versagt, ist es sinnvoll, Tabletten oder später Insulin einzusetzen.

Bei manchen gesunden Frauen entwickelt sich im Verlauf einer Schwangerschaft eine Zuckerkrankheit (Schwangerschaftsdiabetes). Diese Frauen haben hierfür eine Veranlagung. Die Schwangerschaftshormone wirken als auslösender Faktor. Aus diesem Grunde ist der Diabetes nach Beendigung der Schwangerschaft meist nicht mehr nachweisbar; er wird allerdings bei der nächsten Schwangerschaft wieder auftreten. Diese Form der Zuckerkrankheit muß während der Schwangerschaft mit dem Ziel behandelt werden, normale Blutzuckerwerte zu erreichen. Geschieht dies nicht, ist das Risiko groß, daß das Kind gesundheitlichen Schaden erleidet. Da diese Frauen oft später einen Diabetes entwickeln, sollten sie in größeren Abständen darauf untersucht werden.

Schließlich soll noch eine Form der Zuckerkrankheit erwähnt werden, die im Zusammenhang mit entzündlichen Erkrankungen der Bauchspeicheldrüse oder nach Operationen an diesem Organ auftritt. Der Diabetes macht sich bemerkbar, wenn über 90% der Bauchspeicheldrüse die Funktion eingestellt hat bzw. über 90% entfernt wurden. Die Behandlung erfolgt in der Regel mit Insulin.

Insulin wird in den sog. Langerhans'schen Inseln der Bauchspeicheldrüse hergestellt. Es wird dort direkt in den Blutstrom abgegeben und wirkt vorwiegend an den Zellen des Muskel- und Fettgewebes. Insulin ist damit ein Hormon (= Botenstoff). Es ermöglicht – wie ein Schlüssel, der eine Tür öffnet – das Eindringen von Zucker in die Muskel- und Fettzellen. Im Inneren der Zellen wird Zucker entweder direkt in Energie umgesetzt oder als Fett oder Glykogen (Stärke) gespeichert.

Bei Fehlen von Insulin kann Zucker nicht in die Zellen gelangen. Damit steigt der Blutzucker, und der Zelle fehlt der Energiespender. Außerdem kommt es unter Insulinmangel durch den Abbau von Fett zur Bildung von sog. Azeton (= Ketonkörper).

Nach diesen Vorbemerkungen lassen sich die Symptome des entgleisten oder schlecht behandelten Diabetes erklären:
- Durst und häufiges Wasserlassen entstehen durch das „Überfließen" von Zucker in den Urin bei hohen Blutzuckerwerten (meist über 180 mg/dl). Nach den Gesetzen der Physik kommt es hierbei mit dem Zuckerverlust zur vermehrten Urinproduktion. Der Körper reagiert hierauf mit einem gesteigerten Durstgefühl.
- Gewichtsverlust entsteht durch den Abbau von Fett.
- Leistungsverlust entsteht durch Energiemangel.
- Sehstörungen entstehen durch Quellung der Augenlinse bei erhöhten Blutzuckern und später durch Netzhautschäden.
- Übelkeit, Erbrechen und Bauchschmerzen können bei Übersäuerung des Organismus durch Azeton entstehen.

Gemessen an der Gesamtbevölkerung besteht bei 3 bis 5 Prozent eine Zuckerkrankheit. Etwa 90 Prozent davon haben einen Altersdiabetes, etwa 10 Prozent einen jugendlichen Diabetes. Der Diabetes hat eine Ähnlichkeit mit vererbbaren Erkrankungen, mehr aber nicht. Die Erbanlagen, die für die Entwicklung der Zuckerkrankheit erforderlich sind, scheinen in jedem Fall an die Nachkommen weitergegeben zu werden.

Zudem sind die Erbgänge beim Typ I und Typ II verschieden:
- Typ I-Diabetes: Ist ein Elternteil zuckerkrank, dann liegt die Wahrscheinlichkeit, daß ein Kind zuckerkrank wird, für die ersten 25 Lebensjahre des Kindes bei 1–5%. Sind beide Elternteile zuckerkrank, dann liegt die Wahrscheinlichkeit für den gleichen Zeitraum bei 10–20%.
- Typ II-Diabetes: Bei einem Elternteil mit Typ II-Diabetes beträgt die Wahrscheinlichkeit, selbst zuckerkrank zu werden 30–50%. Sie ist also deutlich höher als beim Typ I-Diabetes.

Die Behandlung der Zuckerkrankheit

Die Grundlagen der Diabetesbehandlung sind
- Diät
- Insulin
- Körperliche Arbeit
- Selbstkontrolle der Stoffwechsellage
- Schulung

Die Diabetesdiät ist die Grundlage der Behandlung jeder Form der Zuckerkrankheit. Auf sie wird anschließend ausführlich eingegangen werden. Durch die Diabetesdiät soll einerseits der Einstrom von Zucker in den Organismus gesteuert werden, andererseits soll mit ihr ein normales bzw. ideales Körpergewicht erhalten oder erreicht werden. Letzteres ist vor allem für Altersdiabetiker von größter Bedeutung.

Die Behandlung mit Insulin ist bei allen jugendlichen Diabetikern unumgänglich. Auch ein Teil der Altersdiabetiker, deren Bauchspeicheldrüse zu wenig Insulin produziert, muß sich Insulin spritzen. Schließlich muß jede Frau, bei der in der Schwangerschaft ein Diabetes festgestellt wird, der mit Diät allein nicht ausreichend zu behandeln ist, Insulin erhalten.

Bei manchen Altersdiabetikern ist – meist als Vorstufe zur Insulinbehandlung – die Behandlung mit Tabletten möglich. Diese Tabletten können das in der Bauchspeicheldrüse noch vorhandene Insulin freisetzen und damit die Blutzuckereinstellung in geeigneten Fällen verbessern. Diese Tabletten sollten nur bei normalgewichtigen Patienten verwendet werden. Tabletten sind nie Ersatz für die Diät.

Körperliche Arbeit bzw. Sport wirkt durch Verbrennung des Zuckers beim Diabetiker in aller Regel senkend auf den Blutzucker. Darüberhinaus hilft sie, das Körpergewicht im Normbereich zu halten und verringert wahrscheinlich auch das Risiko, Erkrankungen der großen Gefäße zu erleiden. Die Selbstkontrolle versetzt den geschulten Patienten nicht nur in die Lage, seine Stoffwechsellage eigenständig zu beurteilen, sondern auch – innerhalb vorgegebener Grenzen – aktiv in der Behandlung seiner Erkrankung mitzuwirken.

Diabeteskost

Eine gute Stoffwechseleinstellung bzw. gute Blutzuckerwerte sind Voraussetzung für Ihr eigenes Wohlbefinden und die Vermeidung von Spätkomplikationen. Um dieses Ziel zu erreichen, stellt die Diabeteskost die Grundlage der Behandlung dar. Diät heißt nicht, auf alles verzichten müssen, sondern:

Diabeteskost ist Normalkost mit leichter Einschränkung

Folgende Punkte müssen in jedem Fall beachtet werden:
1. Angepaßte Energiezufuhr
2. Verteilung der Energiezufuhr auf 6 Mahlzeiten
3. Verbot von Zucker und zuckerhaltigen Nahrungsmitteln
4. Ausgewogene Ernährung

1. Angepaßte Energiezufuhr

Der tägliche Nahrungs- oder Energiebedarf eines Erwachsenen läßt sich im Wesentlichen nach seiner Körpergröße und seiner körperlichen Tätigkeit annähernd berechnen und in Kalorien angeben.

Das Normalgewicht ist für die Erzielung guter Blutzuckerwerte besonders wichtig. Es läßt sich wie folgt berechnen:

> Körpergröße in cm minus 100
> Beispiel: Körpergröße 170 cm
> Normalgewicht 70 kg

Manchmal ist es für eine gute Einstellung notwendig, das Idealgewicht zu erreichen. Das Idealgewicht ist:

> Normalgewicht abzüglich 10%
> Beispiel: Normalgewicht 70 kg
> Idealgewicht 63 kg

Der tägliche Energiebedarf sollte unter Zugrundelegung des Normal- bzw. Idealgewichts nach folgenden Richtwerten bemessen werden:

24	kcal/kg Körpergewicht bei Bettruhe
30–32	kcal/kg Körpergewicht bei leichter körperlicher Arbeit (Lehrer, Sekretärin)
36–40	kcal/kg Körpergewicht bei mittelschwerer Arbeit (Schreiner, Landfrau)

Beispiel: Körpergröße 170 cm
Normalgewicht 70 kg
Energiebedarf 2200 kcal/Tag bei leichter körperlicher Tätigkeit

Zeigt die Waage Übergewicht an, reduzieren Sie Ihre Nahrungsaufnahme um 800–1000 kcal, bis Sie das Normal-/Idealgewicht erreicht haben. Dies gilt jedoch nur, wenn kein Insulin gespritzt werden muß. Ansonsten darf ein insulinpflichtiger Diabetiker nur im Krankenhaus unter ärztlicher Kontrolle abnehmen (Gefahr der Azidose und der Blutzucker-Entgleisung)!
Seit 1978 soll die Energie in kJ (Kilojoule) statt in kcal (Kilokalorien) angegeben werden (1 kcal = 4,2 kJ). Da diese Einheit bis heute noch nicht so verbreitet ist, geben wir die „kcal" an.

2. Verteilung der Energiezufuhr auf 6 Mahlzeiten

– kleinere, häufige Mahlzeiten führen zu geringerem Blutzuckeranstieg (verhindern Blutzuckerspitzen)
– das gespritzte Insulin (oder Tabletten) kann die geringere Nahrungsmenge besser verwerten.

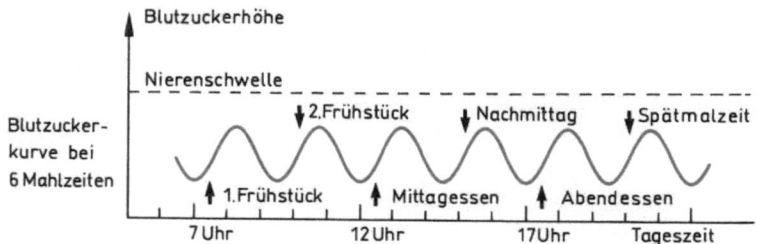

Abb. 1. Blutzuckerkurve bei sechs Mahlzeiten

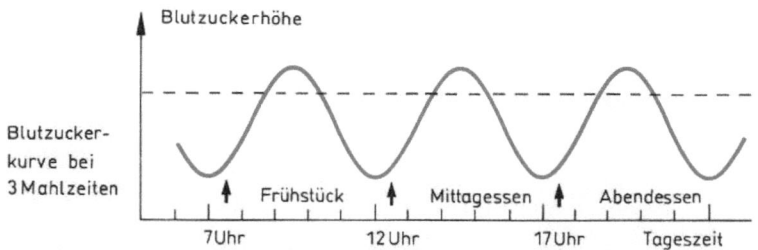

Abb. 2. Blutzuckerkurve bei drei Mahlzeiten
Abb. 2. Blutzuckerkurve bei drei Mahlzeiten

Deshalb wichtig: Die Nahrung wird der Wirkungsweise des Insulins und der Insulinmenge angepaßt.

Falsch ist: Essen wann und wieviel ich will
Richtig ist: Nahrungsmenge und Zeit einhalten

Gleichbleibende Blutzuckerwerte bedeuten Wohlbefinden und Leistungsfähigkeit.

Zusätzliche Mahlzeiten werden notwendig, bei *zusätzlicher körperlicher Belastung,* z. B. bei Gartenarbeit, Sport, Wanderung, Radtour u. a. (s. S. 44).

3. Verbot von Zucker und zuckerhaltigen Nahrungsmitteln

Nach der Aufnahme von
- Traubenzucker = Glucose
- Rohr- und Rübenzucker = Saccharose
- Malzzucker = Maltose

steigt der Blutzucker steil an.
Für die Zuckerverwertung ist Insulin erforderlich. Gespritzes Insulin wird langsam aufgenommen und kann daher einen steilen Blutzuckeranstieg nicht abfangen. Um Blutzuckerspitzen zu vermeiden, sind folgende Nahrungsmittel verboten:
- Haushaltszucker
- Traubenzucker
- Malzzucker

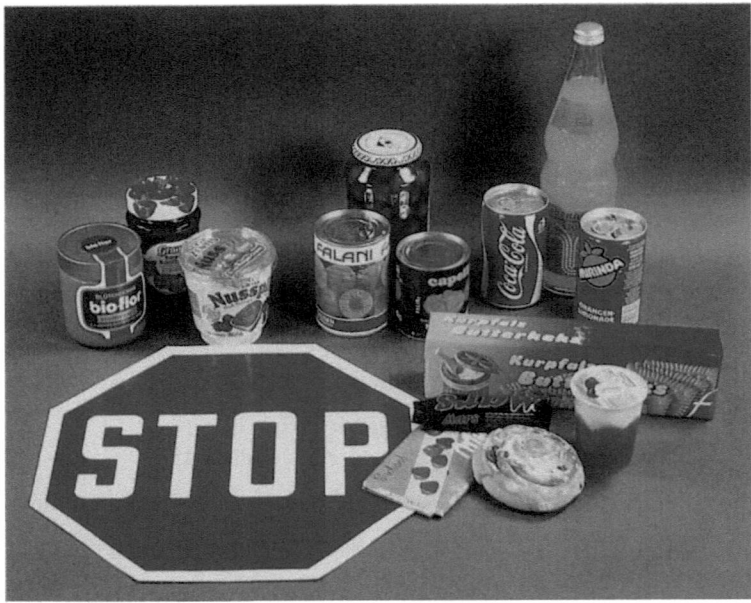

Abb. 3

sowie damit hergestellte Nahrungsmittel wie:
- Honig, Marmelade
- Limonaden
- mit Zucker gesüßte Säfte
- Kuchen, Kleingebäck
- Schokolade, Bonbons, Süßigkeiten, Eis u. ä.

Ausnahme: Bei drohender Hypoglykämie (Unterzuckerung) sind die genannten Nahrungsmittel erlaubt. Sie führen zu einem schnelleren Wiederanstieg des Blutzuckers.

Merke: Traubenzucker oder Würfelzucker für Notfälle immer bei sich tragen.

4. Ausgewogene Ernährung

Die Diabeteskost soll abwechslungsreich und schmackhaft sein. Mit einer gemischten Kost, die Nahrungsmittel wie Getreideerzeugnisse, Kartoffeln, Gemüse, Obst, Fleisch, Fisch, Milch,

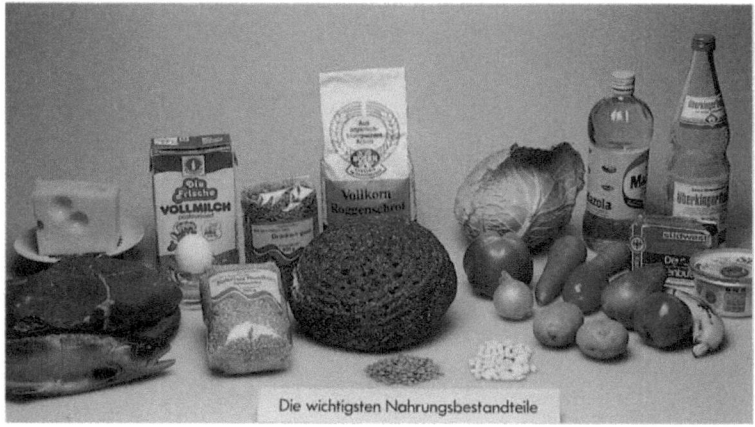

Abb. 4. Ausgewogene Ernährung: Die wichtigsten Nahrungsbestandteile einer gemischten Kost

Käse und Eier enthält, werden die energieliefernden Nährstoffe wie
- Eiweiß
- Fett
- Kohlenhydrate

aufgenommen (s. Abb. 4). Keine Energie liefern die lebenswichtigen Stoffe wie
- Vitamine
- Mineralstoffe
- Spurenelemente
- Wasser

Kohlenhydrate (KH)

sind mit Ausnahme der Milch nur in pflanzlichen Nahrungsmitteln enthalten. Etwa 45–50 % des Energiebedarfs sollen durch KH gedeckt werden. KH haben folgende Aufgaben im Körper:
- Sie dienen in 1. Linie der Energielieferung (Muskel, Gehirn)
- Sie können als Glykogen in der Leber und Muskulatur gespeichert werden.

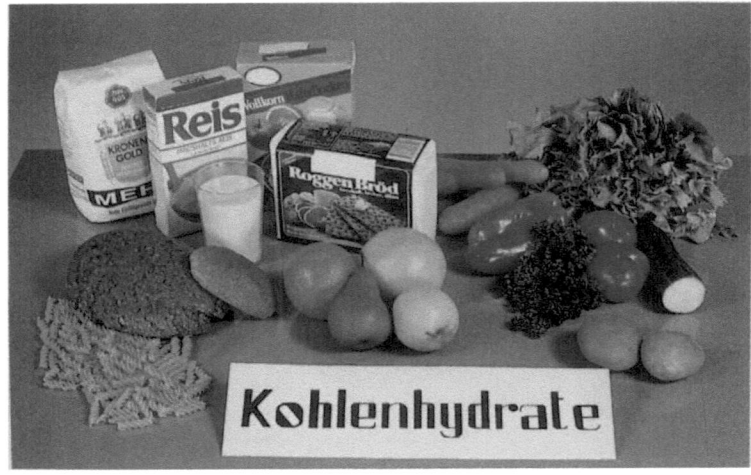

Abb. 5. Kohlenhydrathaltige Nahrungsmittel

Wir unterscheiden
- schnell resorbierbare und
- langsam resorbierbare KH
(resorbierbar heißt in die Blutbahn übergehend).
In der Diabeteskost sollen langsam resorbierbare KH den Vorrang haben. Die meisten Kohlenhydrate bestehen aus Glucosebausteinen (Traubenzucker). Die Resorption der Kohlenhydrate ist abhängig von der Anzahl der Glucosebausteine. Nach der Aufnahme von Traubenzucker, einem Glucosebaustein, steigt der Blutzucker rasch an. Nach der Aufnahme einer Scheibe Brot = *Stärke* (eine Vielzahl zusammenhängender Glucosebausteine) steigt der Blutzucker *verzögert an*. Die Stärke muß im Dünndarm durch die Verdauungssäfte zuerst in einzelne Zuckerbausteine abgebaut werden (Blutzuckerverhalten nach unterschiedlichen kohlenhydrathaltigen Nahrungsmitteln siehe Abbildung 7).

Schnell resorbierbare, erlaubte KH

Fruchtzucker gelangt insulinunabhängig in die Leber, wird dort erst zu Traubenzucker umgebaut und benötigt erst dann Insulin, um in die Zellen zu gelangen. Deshalb ist Fruchtzucker erlaubt, muß aber als KH berechnet werden.

Milchzucker wird mit Milch, Joghurt, Buttermilch, Sauermilch u. ä. aufgenommen. Milchprodukte enthalten außer
- Milchzucker auch
- Eiweiß und
- Fett,
daher ist die Resorption verzögert. Der KH-Gehalt von Milch und o. g. Sauermilcherzeugnissen muß berechnet werden. Käse und Quark dagegen enthalten, durch ihr Herstellungsverfahren bedingt, kaum Milchzucker; es braucht kein KH-Gehalt berücksichtigt werden.

Langsam resorbierbare KH

Stärke ist enthalten in
- Getreideerzeugnissen wie Mehl, Grieß, Teigwaren, Brot, Knäckebrot, Haferflocken, Reis
- Kartoffeln
- Hülsenfrüchten
- einzelnen Gemüsesorten wie grüne Erbsen, Mais, Schwarzwurzeln u. a.

Ballaststoffe sind für den Menschen unverdaulich, sie werden mit dem Stuhl ausgeschieden. Sie sind Bestandteil von stärkehaltigen Nahrungsmitteln. Ballaststoffreich sind:
- Vollkornmehl, Vollkornteigwaren, Vollkorngebäck,
- Vollkornbrot
- grobe Haferflocken
- Vollkornreis
- Hülsenfrüchte
- Gemüse wie Krautsorten, Lauch, Paprika, Bohnen, Karotten etc.
- Blatt- und Rohkostsalate

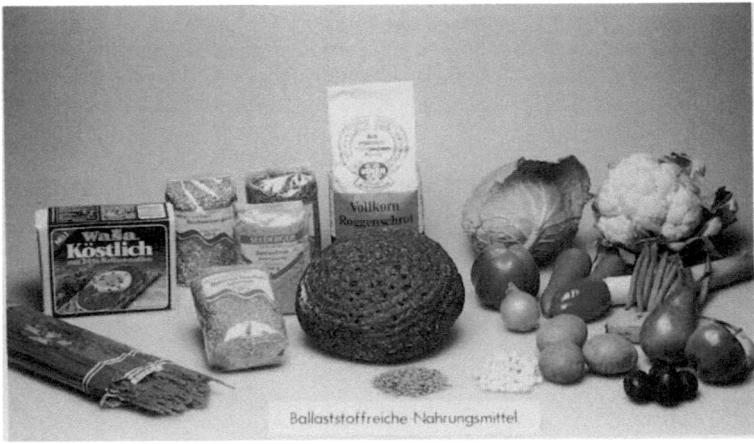

Abb. 6. Ballaststoffreiche Nahrungsmittel

Nutzen einer ballaststoffreichen Ernährung:
- verzögerter Blutzuckeranstieg
- gute Sättigung
- teilweise niedriger Energiegehalt (Gemüse)
- reguliert den Stuhlgang
→ deshalb sollte man täglich reichlich Salate verzehren!

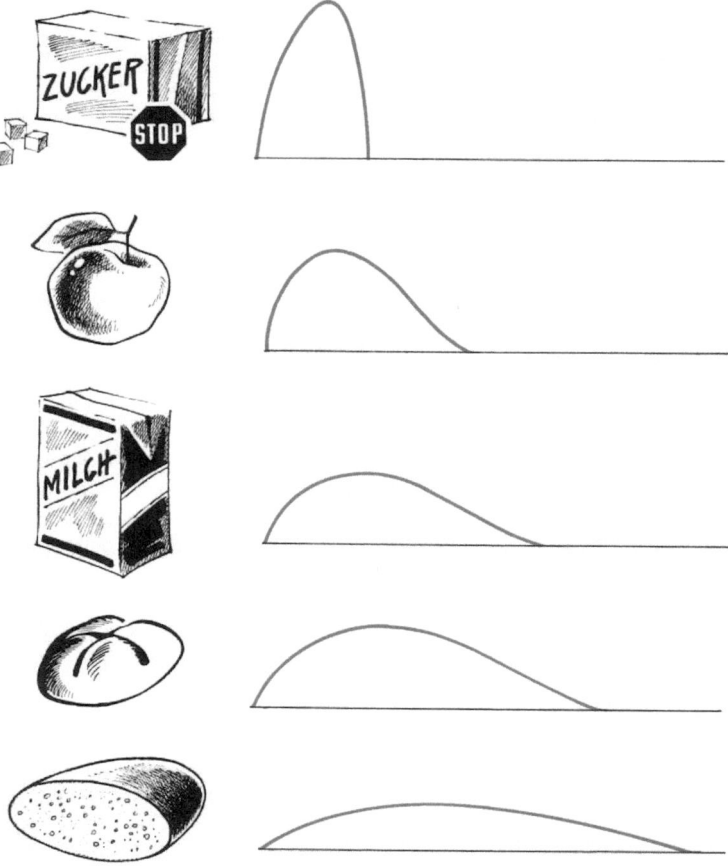

Abb. 7. Blutzuckerverhalten nach Aufnahme verschiedener Nahrungsmittel

Kohlenhydratgehalt einiger Nahrungsmittel

100 Gramm	g KH	
Fruchtzucker/Sorbit	100	
Diät-Marmelade	45	
Milch, Buttermilch, Joghurt	5	
Vollkornbrot i. D.	45	
Weißbrot	50	anzurechnende KH*
Haferflocken	66	
Kartoffeln	16	
Birne, Apfel, Orange	12	
Erdbeeren, Himbeeren	8	
Grüne Erbsen	12	
Pilze, Tomaten, Gurken u. a.	4	nicht anzurechnende KH**

1 BE = 12 g KH, sie sind enthalten in z. B.:
    25 g Brot
    80 g Kartoffel
  100 g Apfel
  240 ml Milch

*Angaben orientieren sich an: Elmadfa et al. „Die große Nährwerttabelle 1988/89" Gräfe u. Unzer Verlag
kohlenhydrathaltige Nahrungsmittel können nach Gramm KH oder nach BE („Broteinheit") oder BerechnungsEinheit berechnet werden.

**Da in der Diabeteskost ja jede Mahlzeit eine bestimmte (ärztlich verordnete) Menge an KH enthält, können Sie diese KH-haltigen Lebensmittel auch gegeneinander austauschen (s. Abb.)

Merke: Bei drohender Unterzuckerung schnell resorbierbare KH (z. B. Obstsaft, Obst) zu sich nehmen, vor einer körperlichen Belastung (Radtour, Gartenarbeit) langsam resorbierbare KH bevorzugen!

Nahrungsmittel schätzen? abwiegen?
Schätzen ist unzuverlässig!!!
Sie sollten zu Anfang sorgfältig wiegen und später regelmäßig kontrollieren, damit gewinnen Sie Sicherheit beim Zusammenstellen der Mahlzeiten zu Hause, bei Festlichkeiten, in der Gaststätte!

Verteilung der KH auf einzelne Mahlzeiten; Austausch von KH
Faustregel:
- Zu den Mahlzeiten doppelt soviel wie zu den Zwischenmahlzeiten
- Mindestens 2/3 der Kohlenhydrate in Form langsam resorbierbarer Kohlenhydrate, vor allem zu den Hauptmahlzeiten und zur Spätmahlzeit.

Beispiel:
Zum Frühstück 36 g KH (3 BE) = 75 g Brot
oder 50 g Brot
+ 100 g Apfel
oder 150 g Joghurt
+ 10 g Diätmarmelade
+ 35 g Haferflocken

Eiweiß

dient dem Körper als Baumaterial für Muskeln, Blut, Organe, Hormone, Verdauungssäfte (Enzyme).
Eiweiß kann nur in geringer Menge im Organismus gespeichert werden, deshalb ist Eiweiß in der Ernährung regelmäßig (täglich) notwendig!
Eiweiß besteht aus Aminosäuren, ein Teil dieser Aminosäuren ist lebensnotwendig (essentiell), d. h. diese Aminosäuren müssen mit der Nahrung zugeführt werden.
Es gibt tierisches Eiweiß (Ei, Fleisch, Milch) und pflanzliches Eiweiß (Kartoffeln, Hülsenfrüchte, Nüsse, Getreide).
Tierisches Eiweiß enthält mehr von den lebensnotwendigen Aminosäuren (und ist dem körpereigenen Eiweiß sehr ähnlich), man bezeichnet dies als biologisch hochwertig.

Pflanzliches Eiweiß enthält weniger dieser lebensnotwendigen Aminosäuren, es kann aber durch wenig tierisches Eiweiß ergänzt werden und ist dann ebenso hochwertig.

Eiweißbedarf des Erwachsenen: 0,8 g–1 g/kg Körpergewicht/Tag
Beispiel: Größe 170 cm
  70 kg Normal- bzw.
  63 kg Idealgewicht × 0,8 = 50–60 g Eiweiß pro Tag.
Davon sollte ca. die Hälfte aus tierischem Eiweiß bestehen.

Eiweißreiche Nahrungsmittel: (s. auch Abb. 8*)

Tierisches Eiweiß 100 g	g E	Pflanzliches Eiweiß 100 g	g E
mageres Fleisch	18	Sojabohnen	35
Fischfilet	17	Erbsen, getrocknet	20
Brathuhn	20	Erbsen, frisch/Dose	7
Milch	4	Nüsse i.D.	14
Joghurt	4	Getreide	10
Magerquark	14	Vollkornbrot	8
Käse 30% F.i.Tr.	25	Kartoffeln	2
1 Ei	7		

*Werk orientiert an: Elmadfa et al. „Die große Nährwerttabelle 1988/89", Gräfe und Unzer Verlag

---

Zu beachten: Tierische Nahrungsmittel haben einen unterschiedlich hohen Fettgehalt, deshalb sollten Sie bevorzugt fettarme Sorten wählen!
Eiweißreiche Nahrungsmittel müssen nicht genau auf 6 Mahlzeiten verteilt werden.

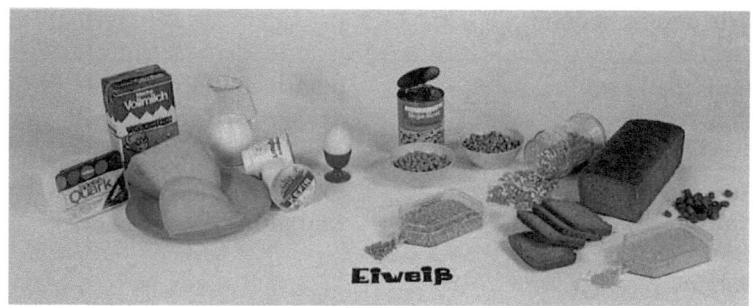

Abb. 8. Eiweißreiche Nahrungsmittel

Beispiel für 60 g Eiweiß/Tag

	tierisches E	pflanzliches E
100 g mageres Fleisch	18 g	
40 g Käse 30 % F.i.Tr.	10 g	
150 g Joghurt/Milch	5 g	
1 Ei	7 g	
150 g Brot		10 g
30 g Haferflocken		4 g
150 g Kartoffeln		3 g
200–300 g Gemüse		4 g
	40 g	21 g
	61 g Eiweiß	

Fett

- dient dem Körper als Energielieferant (1 g = 9 kcal/39 kJ)
- liefert fettlösliche Vitamine (A, D, E)
- ermöglicht die Resorption (Aufnahme) dieser Vitamine
- liefert z.T. mehrfach ungesättigte Fettsäuren wie die Linolsäure (nur in pflanzlichen Fetten)
- ist Geschmacksträger in der Nahrung
- trägt zur Sättigung der Kost bei

Wir unterscheiden:

tierische Fette		pflanzliche Fette	
sichtbar	versteckt	sichtbar	versteckt
Schmalz	Wurst	Öle	Nüsse
Speck	Fleisch, Fisch	Margarine	Schokolade
Butter	Ei		
Sahne	Käse		
	Milch		

Tierische und pflanzliche Fette haben denselben Energiegehalt!

Wichtig zu wissen:
Cholesterin ist in tierischen Fetten und Nahrungsmitteln enthalten. Zuviel Cholesterin in der Kost begünstigt die Entstehung der Arteriosklerose.
Fazit: Tierische Fette und cholesterinreiche Nahrungsmittel einschränken. Eier haben z. B. einen hohen Cholesteringehalt (1 Ei = 310 mg Cholesterin), deshalb sind 3–4 Eier/Woche ausreichend!)

Linolsäure ist in pflanzlichen Fetten enthalten und wirkt regulierend im Fettstoffwechsel.

Fazit: Linolsäurereiche Öle verwenden wie Sonnenblumen-, Maiskeim-, Distelöl und Margarinesorten mit einem hohen Anteil an Linolsäure wie Sonnenblumenmargarine, Deli reform®, Enden spezial®, becel® u.ä.

Wieviel Fett sollte man täglich essen?

Etwa 30–35 % des Energiebedarfs sollte man in Form von Fett zu sich nehmen.
Beispiel: 2000 kcal/Tag
davon 35 % Fett = 700 kcal:9 = 80 g Fett/Tag (1 g Fett = 9 kcal)

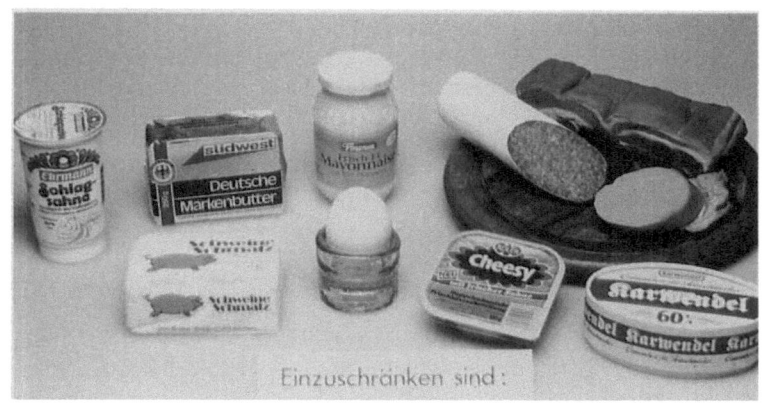

Abb. 9

Faustregel für das Einteilen der täglichen Fettmenge:
1/3 als Streichfett, 1/3 als Kochfett, 1/3 als verstecktes Fett in Nahrungsmitteln.
Beispiel: 80 g Fett/Tag = 25 g Streichfett
　　　　　　　　　　　　25 g Kochfett
　　　　　　　　　　　　25–30 g verstecktes Fett

Regelmäßig zuviel aufgenommenes Fett wird als Fett gespeichert, dies fördert die Entstehung von Übergewicht und verschlechtert damit die Stoffwechsellage.

Ein Vergleich mancher Nahrungsmittel lohnt sich!

30 g Salami	15 g F	30 g Bierschinken	6 g F
30 g Jagdwurst	10 g F	30 g Geflügelwurst	5 g F
30 g Camembert 50% F.i.Tr.	6 g F	30 g Camembert 30% F.	4 g F
0,2 l Trinkmilch 3,5% F	7 g F	0,2 l fettarme Milch	3 g F

Butter oder Margarine aufs Brot?

Solange Sie zum Kochen Öle verwenden und fettarme Nahrungsmittel wählen, können Sie mit Butter und Margarine abwechseln. Wichtig ist, daß Sie s p a r s a m streichen!

Fettarme Kost kann gut schmecken!
- durch geeignete Garmethoden, z.b. Grillen, in Folie Garen
- durch vielerlei Gewürze abwechslungsreich gemacht

Informationen, Tips und Rezepte hierzu erhalten Sie in Kochkursen für Diabetiker, z. B. in Lehrküchen in Kliniken, Volkshochschulen, Familienbildungsstätten.

> **Merke:**
> Fett- und cholesterinarme Diabeteskost ist ein wesentlicher Schutz vor Arteriosklerose und deren Folgeerkrankungen (koronare Herzkrankheit, Herzinfarkt, Schlaganfall). Als Streich- und Kochfette sollen pflanzliche, linolsäurereiche Öle und Margarinesorten bevorzugt werden.
> Diese Empfehlungen haben
> die American Heart Association,
> die Europäische Konsensus-Konferenz,
> die Deutsche Herzkreislauf-Präventionsforschung und
> die Deutsche Gesellschaft für Ernährung
> ausgesprochen.

5. Getränkeauswahl für den Diabetiker

Wasser ist lebensnotwendig (essentiell) und muß täglich aufgenommen werden!
Es wird benötigt:
- als Bausubstanz für Zellen, Blut, Verdauungssäfte
- als Lösungs- und Transportmittel für Nährstoffe, Enzyme, Wirkstoffe, Hormone, Stoffwechselendprodukte
- für die Wärmeregulation, d. h. zur Erhaltung der Körpertemperatur

Der *Flüssigkeitsbedarf* des Erwachsenen liegt bei ca. 2–2,5 Liter/ Tag und wird im allgemeinen gedeckt durch Zufuhr von fester Nahrung: ca. 1–1,2 Liter und
Zufuhr von Getränken: ca. 1–1,2 Liter

Der Flüssigkeitsbedarf ist erhöht bei:
- körperlich anstrengenden Arbeiten
- sportlicher Betätigung
- hoher Außentemperatur
- fieberhaften Erkrankungen
- hohen Blutzuckerwerten
- erhöhtem Salzkonsum
- bei Reduktionskost/Fasten

Was beachtet der Diabetiker bei der Auswahl der Getränke?
- Kohlenhydratgehalt (BE-Gehalt)
- Energiegehalt (kcal/kJ)
- Alkoholgehalt

Getränkeauswahl

Ohne Anrechnung sind in beliebiger Menge erlaubt:
- Wasser, Mineralwasser
- Kaffee ohne Zucker
- Tee ohne Zucker

	g KH/100 ml
Ohne Anrechnung ist bis zu 1 l/Tag erlaubt:	
- Diät-Limonaden mit Süßstoff gesüßt	1
Unter Anrechnung der Kohlenhydrate erlaubt:	
- Milch und Milchprodukte ohne Zucker	5
- frisch gepreßte Fruchtsäfte	ca. 12
- Handelsübliche Fruchtsäfte ohne Zuckerzusätze	ca. 12
- Diät-Fruchtnektare mit Fruchtzucker gesüßt	ca. 14
- Diät-Fruchtnektare mit Süßstoff gesüßt	ca. 4
- Gemüsesäfte ohne Zuckerzusatz	ca. 4–6

Wichtig: Analysenwerte auf den Flaschen beachten. Der Kohlenhydratanteil variiert je nach Obst bzw. Gemüsesorte und Hersteller!

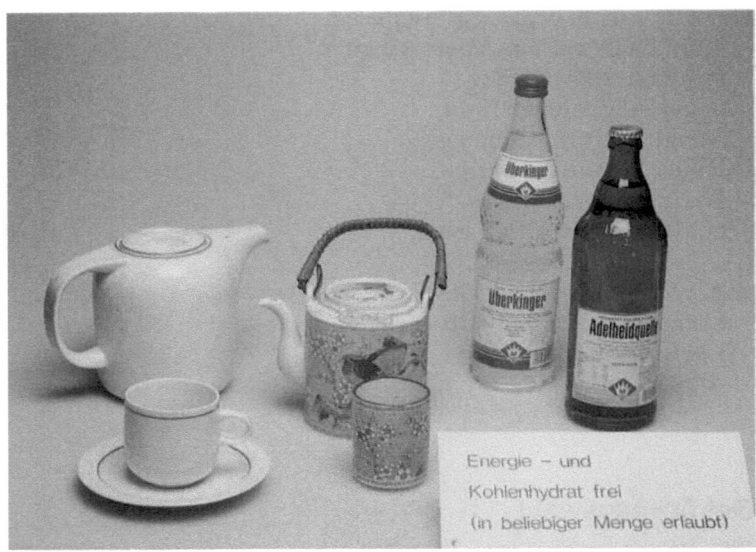

Abb. 10. Energie- und kohlenhydratfreie Getränke (in beliebiger Menge erlaubt)

Bedingt geeignete alkoholische Getränke (wenn vom Arzt erlaubt) *bei Berücksichtigung der Kalorien:*

– Trockener Wein*	1 Glas	= 1/8 l =	75 kcal
– Diabetiker Sekt	1 Glas	= 0,1 l =	65 kcal
– Diabetiker Bier	1 Flasche	= 0,3 l =	110 kcal
– Weinbrand 38 Vol.%	1 Glas	= 2 cl =	45 kcal
– klarer Schnaps 32 Vol.%	1 Glas	= 2 cl =	30 kcal
– Whisky 43 Vol.%	1 Glas	= 4 cl =	100 kcal
– Rum 45 Vol.%	1 Glas	= 2 cl =	50 kcal

* Gelbes Weinsiegel oder die Bezeichnung „Trocken" garantiert, daß der Restzuckergehalt nicht mehr als 9 g/Liter beträgt

Gelbes Weinsiegel und der Zusatz „Für Diabetiker nach Befragen des Arztes geeignet" garantiert, daß der Restzuckergehalt nicht mehr als 4 g/Liter beträgt.

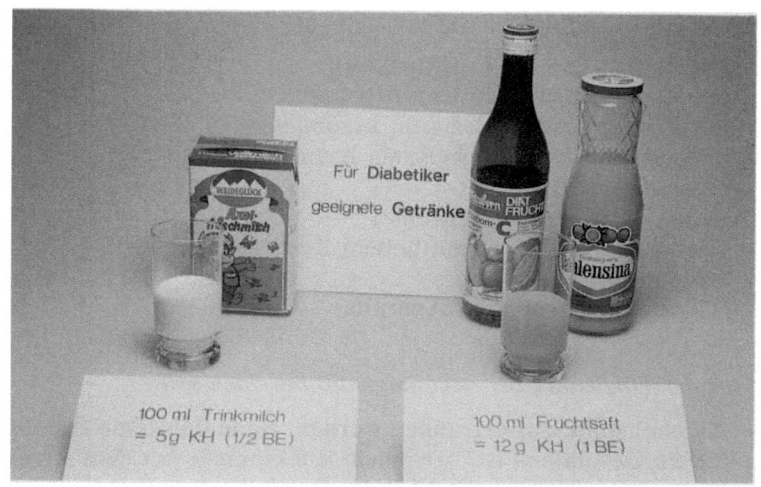

Abb. 11. Kohlenhydrat-anzurechnende Getränke

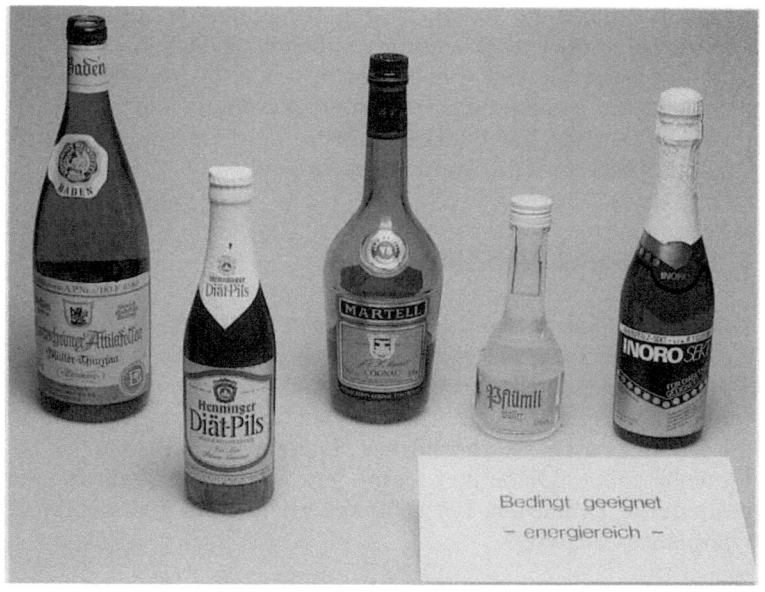

Abb. 12. Energiereiche Getränke

Ungeeignete Getränke aufgrund ihres hohen Zuckergehalts:
- mit Zucker gesüßte Fruchtnektare
- mit Zucker gesüßte Fruchtsaftgetränke
- mit Zucker gesüßte Brausen, Limonaden
- handelsübliches Bier (jeglichen Brautyps)
- alkoholfreies Bier
- Südweine (oder Dessertweine)
- Rot- oder Weißweine mit hohem Restzuckergehalt
- Schaumwein, Sekt
- Liköre, süße Schnäpse, Aperitifs

Was der Diabetiker bei Alkoholgenuß beachten sollte:
- Alkohol sollte nur getrunken werden, wenn dies ohne Gefahr für die Gesundheit ist, bzw. nach Rücksprache mit dem Arzt.
- Diabetikergeeignete alkoholische Getränke auswählen!
- Alkohol in vernünftigen Mengen trinken!
- Alkohol nicht auf leeren Magen trinken! Alkohol kann das Auftreten von Unterzuckerungen begünstigen.
- alkoholische Getränke nicht gegen kohlenhydrathaltige Nahrungsmittel austauschen → Unterzuckerungsgefahr!
- übergewichtige Diabetiker müssen den Energiegehalt der alkoholischen Getränke berücksichtigen!

6. Diätetische Nahrungsmittel

Diätetische Nahrungsmittel unterliegen bezüglich Herstellung, Zusammensetzung und Kennzeichnung bestimmten gesetzlichen Vorschriften. Laut Diätverordnung müssen sie einem besonderen Ernährungszweck dienen, d. h. sie müssen geeignet sein für die Ernährung bei Bluthochdruck, Diabetes mellitus etc.
Deshalb sollen Diabetiker besonders auf die Aufschrift „zur besonderen Ernährung bei Diabetes mellitus im Rahmen eines Diätplanes" achten.

Auf der Packung angegeben werden müssen der Energiegehalt in Kilojoule/Kilokalorien sowie der Gehalt an Nährstoffen bezogen auf 100 g oder 100 ml des Nahrungsmittels. Zusätzlich kann die Menge des Nahrungsmittels aufgeführt werden, die einer Broteinheit entspricht.
Diabetiker-Nahrungsmittel sind: Süßungsmittel wie Zuckeraustauschstoffe und künstliche Süßstoffe, sowie Nahrungsmittel, die damit hergestellt sind.

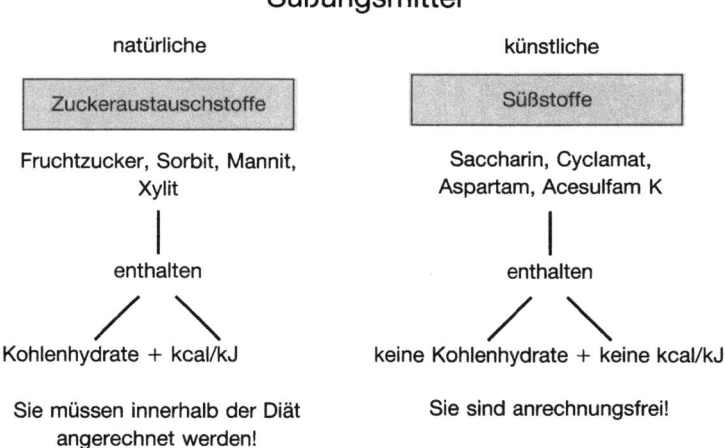

Die Diabetiker-Nahrungsmittel kann man in 3 Gruppen einteilen.

Nützliche Diabetiker-Nahrungsmittel

Zuckeraustauschstoffe, Süßstoffe, Diabetikermarmeladen, Diabetikerkompotte, Diabetiker-Säfte, Diabetiker-Limonaden. Der Kohlenhydratgehalt muß berücksichtigt werden.

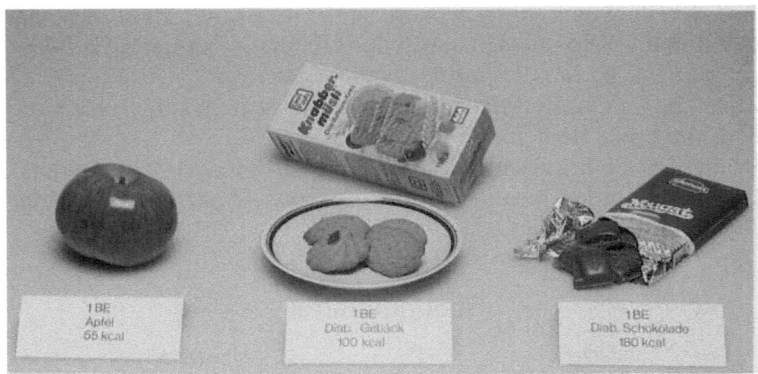

Abb. 13. BE-gleiche Nahrungsmittel, unterschiedlicher Energiegehalt

Bedingt nützliche Diabetiker-Nahrungsmittel

Diabetiker-Gebäck, Diabetiker-Pralinen, Diabetiker-Schokolade, Diabetiker-Puddingpulver.
Der Kaloriengehalt dieser Nahrungsmittel ist sehr hoch, der Sättigungswert niedrig. Vor allem für übergewichtige Diabetiker sind diese Nahrungsmittel ungeeignet.

Zur Verdeutlichung (s. Abb. 13)
1 BE Apfel   = 100 g = 50 kcal
1 BE Kekse   = 20 g = 75 kcal
1 BE Schokolade = 30 g = 170 kcal

Nicht notwendige Diabetiker-Nahrungsmittel:

Diabetiker-Brot, Diabetiker-Mehl, Diabetiker-Nudeln.
Diese Nahrungsmittel haben zwar einen leicht verminderten Kohlenhydratgehalt, ihr Preis ist allerdings völlig überhöht verglichen mit normalen Nahrungsmitteln. Normales Brot, Mehl und Nudeln können in der Diabeteskost verwendet werden.

Günstiger als helles Brot, Mehl und Nudeln wäre die Verwendung von Vollkornprodukten. Diese haben einen geringeren Kohlenhydratgehalt, werden langsamer resorbiert und wirken sich somit günstiger auf den Blutzuckerverlauf aus.

Beispiel:

Diabetiker-Mehl	*Mehl Type 405*
100 g: 32 g Eiweiß	100 g: 11 g Eiweiß
50 g Kohlenhydrate	74 g Kohlenhydrate
1 BE = 24 g Mehl	1 BE = 15 g Mehl
Preis: 1 kg = 7,50 DM	Preis: 1 kg = 1,24 DM

Immer ist wichtig, daß Sie genau die Verpackungen beachten:
– Zutatenliste: was ist enthalten (z. B. Zucker)?
– Nährstoffanalyse: wieviel Kohlenhydrate und Energie sind in welcher Menge enthalten?
– Preisvergleiche: Diabetiker-Nahrungsmittel sind im Reformhaus, Apotheke, Drogeriemärkten, Supermärkten erhältlich und damit unterschiedlich teuer.

Im Handel sind heute eine Vielzahl verschiedener Zuckeraustausch-, Süßstoff- und Mischpräparate erhältlich, die in Tabletten-, flüssiger und Pulverform angeboten werden.
Achten Sie auch hier immer auf die deklarierten Nährwertangaben: Süßstoffe haben keine Kohlenhydrate und keine Energie, während reine Zuckeraustauschstoffe voll angerechnet werden müssen. Demtensprechend haben Mischpräparate, z. B. aus Sorbit und Süßstoff, einen reduzierten Kohlenhydrat- und Energiegehalt bei gleich hoher Süßkraft im Vergleich zu reinem Sorbit.

Hinweise:
– Größere Mengen Sorbit können bei manchen Patienten Durchfälle verursachen.
– Alle Süßstoffe sind toxikologisch geprüft und – in mäßigen Mengen verzehrt – gesundheits*un*schädlich
– Übertreiben Sie trotzdem den täglichen Süßstoffkonsum nicht!

7. Als Diabetiker im Restaurant

Auch Diabetiker können im Restaurant essen, wenn sie folgende Punkte beachten:
- Die verordnete Kohlenhydratmenge kann nach Augenmaß abgeschätzt werden. Voraussetzung ist das Üben mit der Waage zu Hause.
- Die Speisen dürfen keinen Zucker enthalten, d. h. keine Süßspeisen oder süß abgeschmeckte pikante Speisen wie Apfelrotkohl, süßsaure Beilage etc.
- Vermeiden Sie Speisen, deren Kohlenhydratgehalt schwer abzuschätzen ist, wie Eintopfgerichte, gebundene Suppen, Nudelgerichte, Pizza, panierte Speisen, Kartoffelsalat, Auflaufgerichte etc. Alle diese Gerichte können zu Hause – bei geeigneter Zubereitung und abgewogenen Mengen – durchaus gegessen werden.
- Sie können auch einzelne Beilagen umbestellen, z. B. statt Apfelrotkohl Broccoligemüse oder ähnliches.
- Geeignete Suppen als Vorspeise: Klare Bouillon, Bouillon mit Gemüse-, Fleisch-, oder Fischeinlage
- übergewichtige Diabetiker, die ohne Insulin behandelt werden, müssen vor allem auf den Kaloriengehalt der Speisen achten. Fettmenge einschränken durch geschicktes Auswählen, z. B. Gegrilltes, Gedünstetes, Gekochtes, dagegen keine panierten, fritierten Speisen, keine Sahnesoßen. Auch der Kaloriengehalt der Getränke muß berücksichtigt werden.
- vor dem Essen sollten keine alkoholischen Getränke getrunken werden, da diese zu einer Unterzuckerung führen können.

Dasselbe Prinzip der Menüauswahl gilt auch für das Essen in Kantinen und Mensen.
Verschaffen Sie sich zunächst Einblick in den Wochen-Speiseplan und informieren Sie sich, ob ein Angebot von Kaltverpflegung besteht.
Bei schwer schätzbaren Gerichten (Kartoffelsuppe, Nudeleintopf) sollte stattdessen eine Kaltverpflegung gewählt werden, z. B. Brot mit Würstchen, Wurstaufschnitt oder Käse. Besteht

dieses Angebot nicht, sollte der Diabetiker belegte Brote und evtl. eine Rohkost von zu Hause mitbringen.
Das Tauschen der warmen Mittagsmahlzeit mit dem kalten Abendessen ist durchaus möglich.
Wesentlich ist *nur* das Einhalten der KH-Menge in jeder Mahlzeit!

Ist Vollwertkost für Diabetiker geeignet?

Vollwertkost ist eine Ernährungsform, die den wesentlichen Merksatz Werner Kollath's berücksichtigt:

„Laßt unsere Nahrung so natürlich wie möglich".

In dieser Kost haben einen hohen Stellenwert:
- Getreide und Getreideprodukte aus Vollkorn (Vollkornmehl, Vollkornschrot, Vollkornbrot)
- Nüsse
- Salate, Rohkost

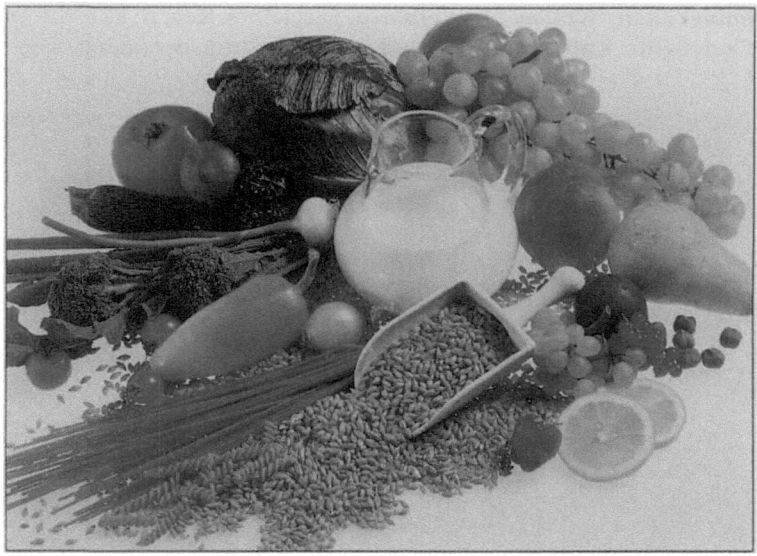

Abb. 14. Vollwert-Küche

- gedünstetes Gemüse
- Obst

Weiter gelten folgende Richtlinien:
- Tierische eiweißreiche Nahrungsmittel wie Vollmilch, Buttermilch, Joghurt und Käse können regelmäßig verzeht werden.
- Fleisch, Wurst, Fisch, Geflügel und Eier sind gelegentlich „als Beilage" erlaubt.
- Naturbelassene Fette wie Butter und kaltgepreßte Öle sollten in Maßen verwendet werden.
- Besonderen Wert wird auf die schonende Zubereitung der Mahlzeiten gelegt, d. h. „roh essen, was roh verzehrbar ist; erhitze nur, was erhitzt werden muß".

Nahrungsmittel, die zu meiden sind:

Isolierte Nahrungsmittel, wie der Haushaltszucker und damit hergestellte Nahrungsmittel wie Marmelade, Limonade, Kuchen, Süßigkeiten, Weißmehl, Weißbrot, geschälter Reis u. a.
Genußgifte Kaffee und Alkohol.

Fazit:

Die Vollwertkost ist durchaus für Diabetiker geeignet! Sie ist ballaststoffreich und enthält langsam resorbierbare Kohlenhydrate. Sie enthält keinen Zucker und ist cholesterinarm. Für süße Gerichte darf allerdings kein Honig verwendet werden, sondern stattdessen Zuckeraustausch- oder Süßstoffe!
Zu beachten ist, daß auch in der Vollwertkost die kohlenhydrathaltigen Nahrungsmittel abgewogen und auf 6 Mahlzeiten verteilt werden sollten.

Die Behandlung mit Insulin

1. Allgemeines

Die Behandlung mit Insulin ist erforderlich bei allen jugendlichen (Typ I) Diabetikern, bei manchen Alters (Typ II)-Diabetikern und bei allen Schwangeren, die zuckerkrank sind und deren Blutzuckereinstellung mit Diät allein nicht ausreichend ist.
Insulin wurde früher ausschließlich aus den Bauchspeicheldrüsen von Schlachttieren (Rinder, Schweine) hergestellt. Rinderinsulin sollte im allgemeinen heute nicht mehr verwendet werden, da es zu einigen unerwünschten Nebenwirkungen führen kann. Hochgereinigte Schweineinsuline haben jedoch auch heute noch ihren Platz in der Behandlung der Zuckerkrankheit. Sie unterscheiden sich in ihrer Verträglichkeit praktisch nicht von den derzeit immer mehr verwendeten Humaninsulinen (= das von der menschlichen Bauchspeicheldrüse hergestellte Insulin). Da Humaninsulin chemisch-synthetisch hergestellt werden kann, wird es in den nächsten Jahren wahrscheinlich die hochgereinigten Schweineinsuline verdrängen.

Nach der Dauer der Wirksamkeit gibt es 2 verschiedene Typen von Insulin:
– Altinsulin (= Normalinsulin)
– Verzögerungsinsulin (= Depotinsulin, Intermediärinsulin)

Altinsuline sind immer klare Lösungen, Verzögerungsinsuline sind (fast) immer trübe Suspensionen.

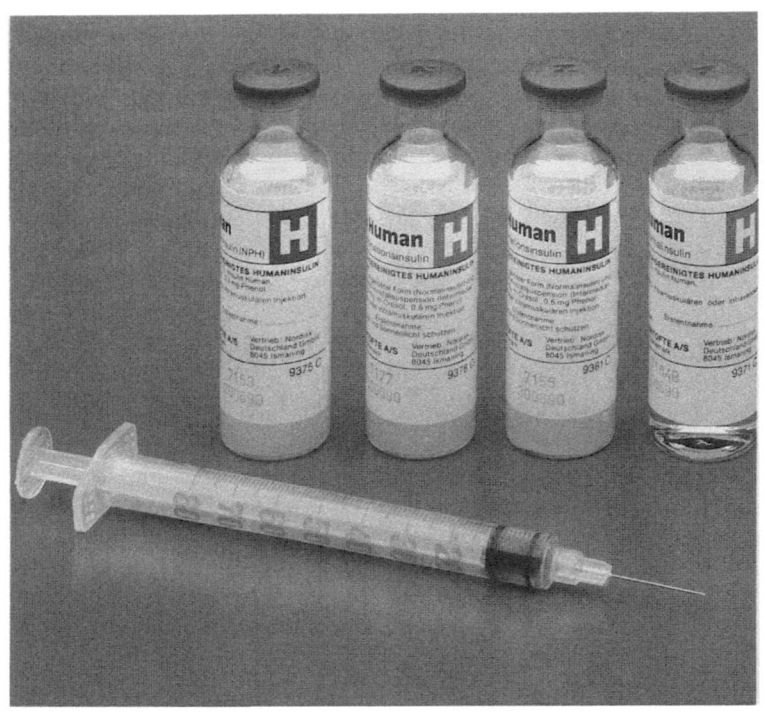

Abb. 15. Insulinspritze und Insulinfläschchen

Nach üblicher Injektion unter die Haut (d. h. subkutan) setzt die Wirkung von Altinsulin mit einer Verzögerung von 30 min ein. Sie ist am größten nach 60–120 min und nach 4–5 h praktisch verschwunden. Die Wirkung der Verzögerungsinsuline setzt langsam innerhalb der ersten 2 h nach Injektion ein. Die größte Wirkung ist nach 3–5 h vorhanden. Nach insgesamt 12 h zeigen Verzögerungsinsuline keine Wirkung mehr.
Aufgrund dieser Wirkungsprofile hat sich folgendes Behandlungsschema durchgesetzt: Verzögerungsinsulin wird morgens und abends gespritzt. Damit wird vorwiegend der Grundbedarf an Insulin (= basaler Insulinbedarf) abgedeckt. Zusätzlich wird zu diesen Zeitpunkten Altinsulin verabreicht, um den durch

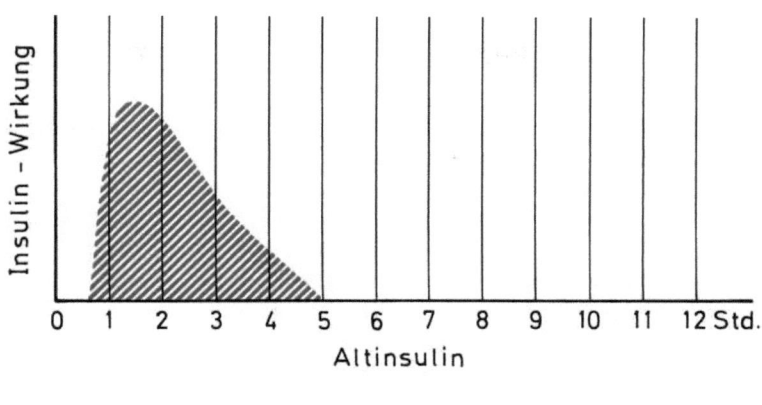
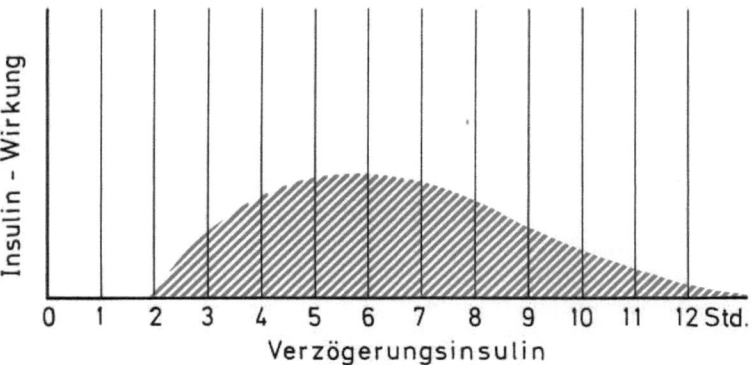
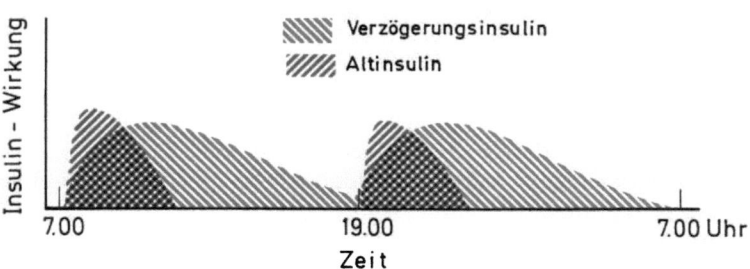

Abb. 16. Wirkungsprofile von Alt- und Verzögerungsinsulinen

Frühstück und Abendessen verursachten Blutzuckeranstieg abzufangen. Die Injektionen erfolgen in der Regel 30 min vor dem Essen. Es gibt zahlreiche vorgefertigte Mischungen von Altinsulin und Verzögerungsinsulin in verschiedenen Verhältnissen, die sich für diese Therapie eignen. Man bezeichnet diese Behandlung als „konventionelle Insulintherapie".

2. Die Praxis der Insulinbehandlung

Insulin sollten Sie grundsätzlich im Kühlschrank aufbewahren. Die jeweils im Gebrauch befindlichen Insulinfläschchen können Sie auch bei Raumtemperatur stehen lassen; vermeiden Sie jedoch direkte Wärmeeinwirkung.
Insulinfläschchen sollten Sie nicht schütteln. Trübe Verzögerungsinsuline müssen Sie vor der Injektion durch Rollen der Fläschchen zwischen den Handflächen mischen.
Beachten Sie das Verfalldatum Ihres Insulins.
Wenn Sie Alkohol zum Desinfizieren der Haut und der Gummistopfen der Insulinfläschchen verwenden, müssen Sie darauf achten, daß der Alkohol vollständig verdunstet ist, bevor Sie mit der Nadel Haut bzw. Stopfen durchstechen.
Vor jeder Insulininjektion sollten Sie sich die Hände waschen.
Verwenden Sie nur Insulinspritzen mit fest aufgesetzter Nadel. Diese Spritzen können mehrmals verwendet werden.

I. Aufziehen des Insulins (1 Insulin)

1. Luft in das aufrecht stehende Fläschchen spritzen (Luftvolumen = Insulinvolumen) (s. Abb. 17a)
2. Insulin aus dem umgekehrt gehaltenen Fläschchen langsam aufziehen (+ 2E zusätzliches Insulin) (s. Abb. 17b)
3. Luftblasen durch leichtes Klopfen an der Spritze am Nadelansatz sammeln (s. Abb. 17c)
4. Luftblasen zusammen mit dem überschüssigen Insulin ins Fläschchen zurückspritzen.
5. Spritze aus dem Insulinfläschchen herausziehen.

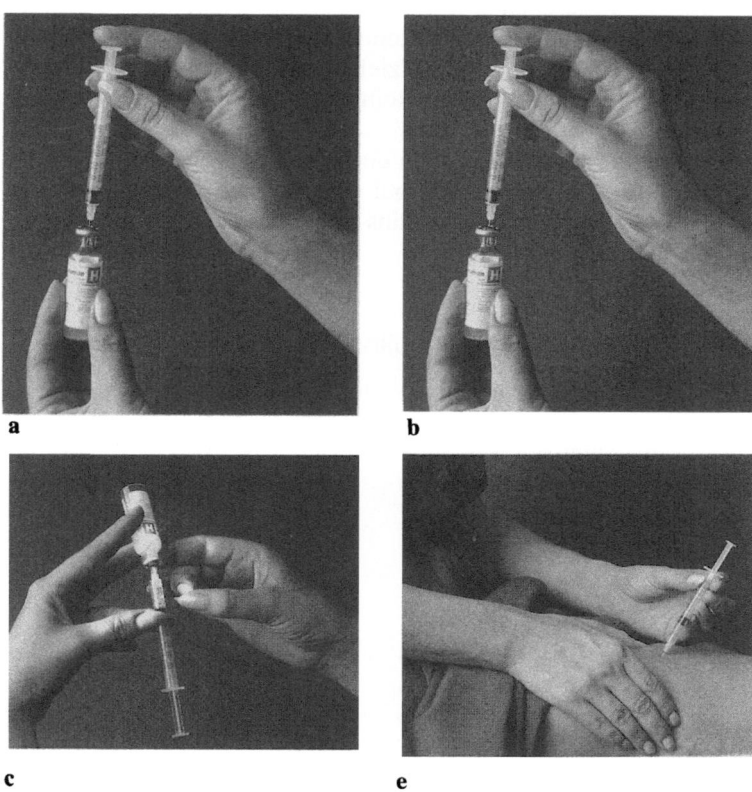

Abb. 17a–e. Injektionstechnik und Injektionsareale

II. Aufziehen des Insulins (2 Insuline)

1. Luft entsprechend der Insulingesamtdosis aufziehen.
2. Luft anteilmäßig in das aufrecht stehende Fläschchen mit Verzögerungsinsulin spritzen (= Volumen dieses Insulins).
3. Luft anteilmäßig in das aufrecht stehende Fläschchen mit Altinsulin spritzen (= Volumen dieses Insulins)
4. Fläschchen mit Altinsulin samt Spritze umdrehen und Altinsulin wie oben beschrieben aufziehen.

5. Spritze in Fläschchen mit Verzögerungsinsulin einführen und aus dem umgekehrt gehaltenen Fläschchen die gewünschte Menge Insulin langsam aufziehen. Es dürfen keine Luftblasen entstehen. Auch darf kein überschüssiges Insulin aufgezogen werden.
6. Spritze aus dem Fläschchen entfernen.
7. Genaues Arbeiten ist hierbei sehr wichtig. Die Verunreinigung des Verzögerungsinsulins mit Altinsulin ist unbedingt zu vermeiden.

III. Das Spritzen des Insulins

Ziel: Insulin soll in das unter der Haut liegende Fettgewebe (= subkutan) gespritzt werden. Injektionsbezirke sind: Oberarme, Oberschenkel, Bauch, Hüftgegend (s. Abb. 17d). Wech-

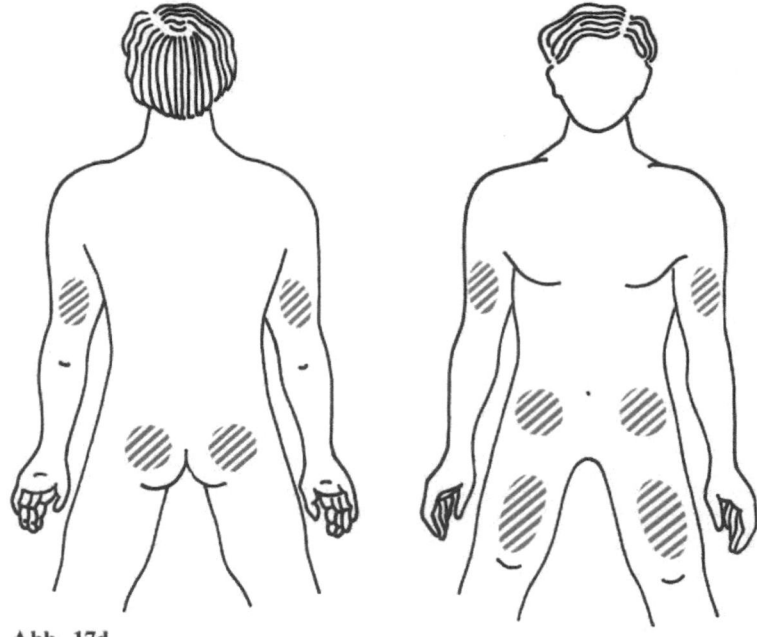

Abb. 17d

seln Sie die Injektionsbezirke in Abständen von 10–14 Tagen. Innerhalb eines Injektionsbezirks wechseln Sie die Spritzstelle bei jeder Injektion.
1. Hautfalte bilden
2. Spritze unter einem Winkel von 45 bis 90 Grad zur Haut einstechen (s. Abb. 17e)
3. Spritzenstempel zurückziehen und beobachten, ob Blut angesaugt wird. Wenn dies der Fall ist, Nadel herausziehen und Spritze verwerfen.
4. Insulin spritzen.
5. Nadel herausziehen und mit Schutzhülle versehen.
6. Injektionsstelle mit Tupfer abdecken und für einige Sekunden leichten Druck ausüben. Nicht massieren.

Der Insulin-Pen (s. Abb. 18)

In den letzten Jahren wurden Injektionshilfen entwickelt, die dem Patienten das Insulinspritzen etwas erleichtern können. Es handelt sich hierbei um die sog. Pens, die ihren Namen ihrer Ähnlichkeit mit einem Füllfederhalter verdanken. Sie enthalten eine Patrone, die Insulin enthält. An der Spitze des Pens befindet sich eine feine Nadel, aus der definierte Insulinmengen durch Drücken eines Knopfes am Ende des Pens oder durch

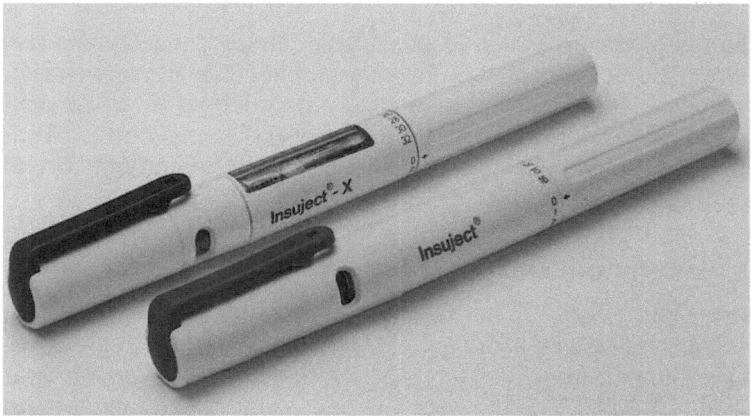

Abb. 18. Insulin-Pens

eine Drehbewegung abgegeben werden können. Mittlerweile gibt es Pens sowohl für Altinsulin als auch für reine Verzögerungsinsuline und für Kombinationsinsuline. Ob die Anwendung eines Pens sinnvoll ist, muß bei jedem einzelnen Patienten individuell entschieden werden.

3. Die intensivierte Insulintherapie (s. auch S. 51ff)

Man versteht darunter den Versuch, mit den derzeit zur Verfügung stehenden Mitteln, den Blutzucker im norm-nahen Bereich (d. h. 80–160 mg/dl) zu halten. Prinzipiell wird hierbei versucht, den Organismus mit einer (im wesentlichen) konstanten basalen Insulinzufuhr zu versorgen, die durch zusätzliche Insulingaben bei Mahlzeiteneinnahme ergänzt wird. Dies ist die „technische" Grundlage dieser Therapie. Hinzu kommen muß unbedingt die engagierte Mitarbeit des informierten Patienten, der in der Lage ist, das Wechselspiel zwischen Blutzucker, Kohlenhydratzufuhr, Muskelarbeit und Insulinzufuhr richtig zu beurteilen. Er muß außerdem zu regelmäßigen Blutzuckerselbstmessungen bereit sein.

I. Intensivierte konventionelle Insulintherapie

Hierbei wird zur basalen Insulinzufuhr Verzögerungsinsulin (am besten 2 Injektionen von Protamininsulin täglich) verwendet. Vor den Mahlzeiten wird zusätzlich Altinsulin gespritzt. Es gibt zahlreiche Variationsmöglichkeiten dieser Therapieform. Welche Form für Sie geeignet ist, müssen Sie zusammen mit Ihrem Arzt entscheiden.

II. Insulinpumpe

Die heute verfügbaren Insulinpumpen sind relativ klein (ca. 10 × 5 × 2 cm) und handlich. Sie werden auf der Haut getragen. Die Pumpen enthalten ein Reservoir (meist eine Spritze), das Insulin enthält (ca. 100–300 E). An dieses Reservoir ist ein dünner Plastikschlauch angeschlossen, der in einer Nadel endet.

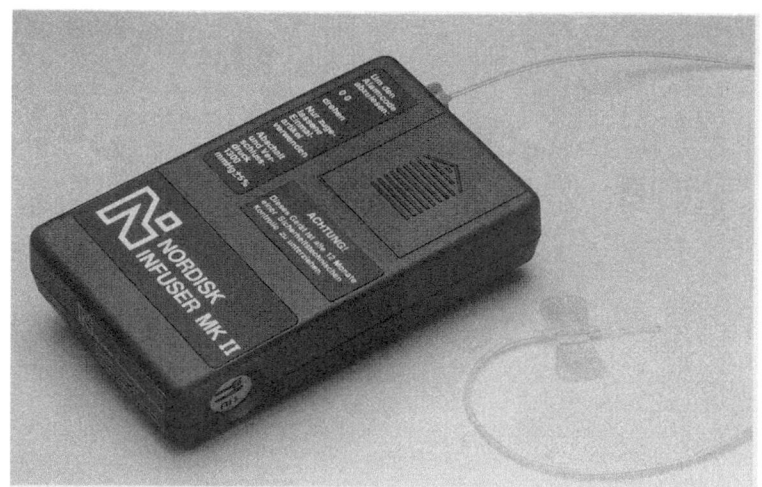

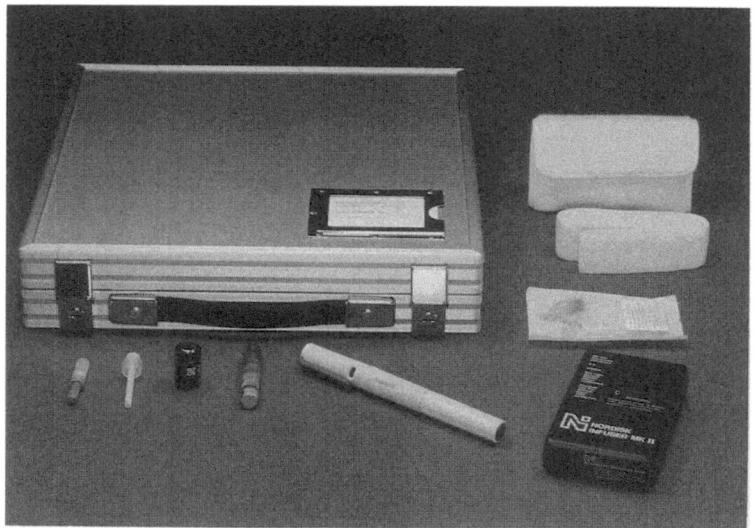

Abb. 19a, b. Insulinpumpe

Diese Nadel wird vom Patienten in die Bauchhaut gelegt und muß (meist zusammen mit dem Schlauch) alle 2 Tage erneuert werden. Die Pumpe gibt fortlaufend eine basale Insulinmenge ab (ca. 0,5 bis 1,5 E/h). Vor den Mahlzeiten muß sich der Patient durch Betätigung der Pumpe zusätzlich einen sog. „Insulinbolus" verabreichen. Die Höhe dieses Bolus hängt hauptsächlich vom jeweils zu messenden Blutzucker und vom Kohlenhydratgehalt der Mahlzeit ab (s. Abb. 19a und b).
Die Anwendung der Insulinpumpe sollte dann in Erwägung gezogen werden, wenn die Blutzuckereinstellung mit intensivierter konventioneller Therapie nicht gut genug möglich ist.

Hinweis:
Es kann nicht eindrücklich genug betont werden, daß die Verwendung einer Insulinpumpe oder mehrmaliges Spritzen von Insulin allein *nie* ausreicht, die Blutzuckereinstellung zu verbessern. Es muß unbedingt das Wissen und die Erfahrung des geschulten Patienten hinzukommen, der regelmäßig seinen Blutzucker mißt.

Diabetes und körperliche Arbeit

Die praktische Erfahrung zeigt, daß Diabetiker, welche sich regelmäßig körperlich betätigen, in der Regel eine bessere Stoffwechseleinstellung erreichen als körperlich inaktive. Sportliches Training erhöht auf lange Sicht die Insulinempfindlichkeit, d. h. es wird weniger Insulin gebraucht, um den Blutzucker normal zu halten. Regelmäßiges Training hilft dabei, Übergewicht abzubauen, das normale Körpergewicht zu halten und hat einen günstigen Einfluß auf die Blutfette. Davon profitieren sowohl insulinabhängige als auch mit Tabletten oder mit Diät behandelte Diabetiker.
Diese Effekte sind vor allem von Sportarten zu erwarten, welche die Ausdauer trainieren, z. B. Laufen, Radfahren, Schwimmen, Wandern und Skilanglauf. Sportarten, welche hauptsächlich Kraft und Schnelligkeit beanspruchen, z. B. Sprint, Gewichtheben und die technischen Disziplinen der Leichtathletik, sind dafür weniger geeignet. Gemischte Sportarten wie Fußball, Handball und Tennis sind ebenfalls günstig, wenn sie „ausdauerbetont" betrieben werden.
Zusätzlich zu den langfristigen Wirkungen hat körperliche Aktivität auch einen akuten Effekt auf den Stoffwechsel. Sie ist neben der Kohlenhydratzufuhr und der Insulin- oder Tablettendosis die dritte wichtige Größe, die über den aktuellen Blutzucker entscheidet. Körperliche Belastung verstärkt akut die Insulinwirkung, d. h. eine gegebene Dosis von Insulin (oder blutzuckersenkender Tabletten) führt bei körperlicher Belastung zu einer stärkeren Blutzuckersenkung als in Ruhe. Folglich führen intensive oder längere Belastungen leicht zur Unterzuckerung,

wenn Diät, Insulin- oder Tablettendosis und körperliche Aktivität nicht abgestimmt werden.
Für den insulinabhängigen Diabetiker gibt es drei Möglichkeiten, solche Unterzuckerung zu vermeiden:

1. Vermehrte Kohlenhydrataufnahme vor oder während der Belastung

Mit einer zusätzlichen Aufnahme von 10–20 g Kohlenhydrate (ca. 1–2 BE) je 30 Minuten Belastungsdauer kann eine Unterzuckerung in der Regel vermieden werden. Langsam resorbierbare Kohlenhydrate sind dafür besser geeignet als Traubenzucker. Bei längeren Belastungszeiten (mehr als 45 min) müssen auch während der Belastung Kohlenhydrate aufgenommen werden.

2. Verringerung der Insulindosis vor der Belastung

Findet die Belastung während der Hauptwirkzeit des injizierten Insulins statt (30 min–3 Std. nach Altinsulin, 1–8 Std. nach Verzögerungsinsulin), sind je nach Belastungsdauer und -intensität Reduktionen auf 30–70% der Normaldosis erforderlich. Fällt die Belastung in die ersten 3 Std. nach einer Mischspritze aus Alt- und Verzögerungsinsulin, muß in erster Linie die Altinsulindosis verringert werden. Findet die Belastung etwa 3–8 Std. nach der Mischspritze statt, muß die Verzögerungsinsulindosis verringert werden.

Je länger und intensiver die Belastung, desto niedriger die Insulindosis.

3. Großer Abstand zwischen der letzten Insulininjektion und der Belastung

Ist während der Belastung die Wirkung der letzten Insulindosis weitgehend abgeklungen, ist das Risiko einer Unterzuckerung gering. Feierabendsport sollte deshalb möglichst vor der Abendinjektion stattfinden.

Auch während der ersten Stunden nach langen oder intensiven Belastungen braucht der Körper weniger Insulin. Die nächste Insulindosis sollte dann auf 70–80% der Normaldosis verringert werden.

Als Vorsichtsmaßnahme sollte jeder Diabetiker bei körperlichen Belastungen Kohlenhydrate in Reichweite haben, um eventuelle Unterzuckerungen auffangen zu können.

Die angeführten Hinweise zur Abstimmung von Diät, Insulindosis und körperlicher Belastung sollen nicht als allgemeingültige Vorschriften verstanden werden, sondern als Leitfaden. Jeder Diabetiker muß selbst herausfinden, mit welchem Verfahren er am besten zurecht kommt. Dafür sind regelmäßige Blutzuckermessungen erforderlich.

Wenn Begleiterscheinungen wie Bluthochdruck, Herzrhythmusstörungen oder Gelenkerkrankungen bestehen, sollte mit dem behandelnden Arzt besprochen werden, welche Sportarten geeignet bzw. ungeeignet sind.

Bei einer instabilen Stoffwechsellage, z. B. während Infektionskrankheiten oder Magen-Darm-Erkrankungen, und in allen Situationen mit Nachweis von Azeton im Urin kann körperliche Belastung die Stoffwechselstörung weiter verstärken. Sport und andere vermeidbare Belastungen sollten dann unterlassen werden.

Die Selbstkontrolle der Stoffwechsellage

Jeder Diabetiker sollte in der Lage sein, selbst zu beurteilen, wie gut sein Diabetes eingestellt ist. Hierzu steht die Messung des Blutzuckers und des Urinzuckers zur Verfügung. Unter bestimmten Umständen kann es auch erforderlich sein, Azeton im Urin zu messen.

Blutzuckerselbstmessung

Der Blutzuckerwert gibt die beste Auskunft über die aktuelle Stoffwechsellage. Die Messung erfolgt mit Teststreifen, deren Farbzone nach Beschichtung mit einem Tropfen Blut je nach dessen Zuckergehalt eine bestimmte Farbe annimmt. Die Höhe des Blutzuckers wird entweder durch visuellen Vergleich des Teststreifens mit einer Farbskala oder durch Auswertung des Streifens mit einem Meßgerät (sog. Reflektometer) ermittelt. Die meisten Patienten können mit der visuellen Methode nach einiger Übung und bei genauer Beachtung der Gebrauchsanweisung den Blutzucker mit ausreichender Genauigkeit messen. Wenn jedoch eine Sehstörung (insbesondere eine Störung des Farbsinnes) vorliegt, ist manchmal die Verwendung eines Reflektometers zu empfehlen. Die Übernahme der Kosten für diese Geräte durch die Krankenkasse muß im Einzelfall nach Rücksprache mit der zuständigen Geschäftsstelle geklärt werden. Die Vorlage eines ärztlichen Attestes, das die medizinische Notwendigkeit für dieses Gerät begründet, ist immer erforderlich.

Der Blutstropfen zur Messung des Zuckergehaltes wird meist durch einen Stich in den Finger gewonnen. Hierzu haben sich Stechhilfen mit Speziallanzetten bewährt. Manche Patienten verwenden hierzu auch feine Injektionsnadeln, wie sie zur Insulininjektion benutzt werden. Falls Sie die Einstichstelle mit Alkohol desinfizieren, müssen Sie streng darauf achten, daß der Alkohol vor dem Stechen völlig verdunstet ist, da sonst die Messung verfälscht wird. In jedem Fall ist es jedoch sehr wichtig, einen möglichst großen Blutstropfen zu erhalten, der den Farbbezirk des Teststreifens vollständig bedeckt. Sie dürfen unter keinen Umständen einen zu kleinen Blutstropfen auf dem Farbbezirk verschmieren. Dies gibt mit Sicherheit falsche Werte!

Teststreifen zur visuellen Messung des Blutzuckers:
HaemoGlucotest® 20–800
Visidex II®
Glucostix®
Blutzuckermeßgeräte (Auswahl):
Reflolux II® für HaemoGlucotes® 20–800 R
Diatek® für Diatec Glukose Teststreifen®
Hypocount MXR® (mit Speicher) für HaemoGlucotest® 20–800
Glucometer II® für Glucostiks®
Petita B2® für HaemoGlucotest® 20–800
Diascan® für Diascan-Teststreifen®
ExacTech® für ExacTech-Teststreifen®
ROMEO® (Diabetes Management System mit Speicher,
  Fa. DIVA Medical Systems) für HaemoGlucotest® 20–800

Stechhilfen (Auswahl):
Autolancet®
Autoclix®
Glucolet®
Uni Lancet®

Beachten Sie bitte: Immer, wenn Sie verschiedene Meßmethoden miteinander vergleichen, müssen die Messungen unter identischen Voraussetzungen durchgeführt werden; dies gilt vor allem für die Blutentnahmestelle.

Merke:
- Der Blutstropfen muß die ganze Farbzone des Teststreifens bedecken. Blutstropfen nie verschmieren.
- Einwirkzeiten je nach Gebrauchsanweisung genau einhalten.

Urinzuckermessung

Immer wenn der Blutzucker einen bestimmten Wert übersteigt, ist die Niere nicht mehr in der Lage, den Zucker im Blut zurückzuhalten und scheidet ihn in den Urin aus. Diesen Wert nennt man Nierenschwelle; sie beträgt ca. 180 mg/dl. Die Messung des Urinzuckers hat folgende Nachteile:
- Die Nierenschwelle stellt keinen konstanten Wert dar. Sie kann von Tag zu Tag erheblich schwanken.
- Bei einer Nierenschwelle von 180 mg/dl bedeutet ein zuckerfreier Urin noch lange keine normale Blutzuckereinstellung.
- Die Messung des Urinzuckers kann immer nur Aufschluß über „vergangene" Blutzucker geben. Deshalb sollte wenigstens „frischer" Urin untersucht werden, der sich über eine relativ kurze Zeit in der Harnblase angesammelt hat (z. B. 30 min).

Diesen Nachteilen steht die leichte Verfügbarkeit von Urin gegenüber.
Zur Messung des Urinzuckers werden ebenfalls Teststäbchen mit einer Farbzone verwendet (z. B. Diabur®, Glucotest®). Halten Sie sich bitte genau an die jeweilige Gebrauchsanweisung.

Urinaceton

Jeder insulinspritzende Diabetiker muß in der Lage sein, Aceton im Urin zu messen. Dies erfolgt mit Teststreifen, die nach Eintauchen in azetonhaltigen Urin ihre Farbe verändern (z. B. Ketur®, Ketostix®). Auch hier sollten Sie exakt die Gebrauchsanweisung befolgen. Ein positiver Azeton-Test ist immer Folge eines durch (relativen) Insulinmangel bedingten Abbaus von Fettgewebe. Bei Gesunden kommt dies während längerem Fasten vor. Bei Diabetikern ist ein deutlich positiver Azeton-Test meist ein Alarmsignal und weist auf eine – zumindest beginnende – Entgleisung des Stoffwechsels hin.

> Protokollieren Sie alle Testergebnisse!

Notieren Sie bitte die Ergebnisse aller von Ihnen angefertigten Messungen in einem Protokollheftchen. Dieses Heftchen können Sie vom Arzt oder verschiedenen Pharmafirmen erhalten. Diese Notizen sind nicht nur für die Besprechung mit Ihrem Arzt, sondern rückblickend auch für Sie selbst von Nutzen.

Empfehlungen für insulinspritzende Diabetiker zur Durchführung der Selbstkontrolle

Ziel der Behandlung sind Blutzuckerwerte, die im Tagesprofil zwischen 70 und 160 mg/dl liegen. Der HbA_1-Wert sollte unter 9% liegen. Etwas höhere Blutzuckerwerte muß man gelegentlich bei zu Unterzuckerungen neigenden Patienten tolerieren (100 bis 200 mg/dl).

Diabetiker mit stabiler Blutzuckereinstellung: Für diese Patienten reicht es aus, wenn sie jede Woche 1–2 Blutzuckertagesprofile anfertigen. Liegen diese Werte im erwünschten Bereich, brauchen an den anderen Tagen nur Kontrollen der Urinzuckerausscheidung gemacht zu werden. Damit soll bewiesen werden, daß kein Zucker ausgeschieden wird. Die Messungen des Urinzuckers sollten vor und nach den Mahlzeiten erfolgen. Die Selbstkontrolle dient bei diesen Patienten hauptsächlich zur Dokumentation der guten Einstellung. Bei Abweichungen hiervon muß frühzeitig der Arzt um Rat gefragt werden.

Diabetiker mit stark schwankenden Blutzuckerwerten: Diese Patienten müssen vor jeder Insulininjektion und zur Sicherheit vor dem Zubettgehen den Blutzucker messen. Bei Patienten unter intensivierter Insulintherapie kann dies bis zu 4 Messungen pro Tag bedeuten. Messungen nach den Mahlzeiten (1–2 h nach dem Essen) brauchen nur gelegentlich (2 bis 3mal/Woche) zu erfolgen. Derart häufige Messungen des Blutzuckers sind vor allem bei Patienten, die Anzeichen einer Unterzuckerung nicht mehr bemerken, sowie bei Diabetikern mit stark wechselnder körperlicher Belastung nötig. Bei schwangeren Typ I-Diabetikerinnen sind sogar zusätzlich regelmäßige Messungen nach dem Essen erforderlich. Die Selbstkontrolle ist bei diesen Patienten die Grundlage für die immer wieder neu erfolgende Abstimmung zwischen Blutzucker, Insulindosis, Kohlenhydratgehalt der Mahlzeiten und körperlicher Aktivität; die alleinige Feststellung, wie gut oder wie schlecht der Diabetes eingestellt ist, tritt demgegenüber in den Hintergrund.

Azeton im Urin: Urinazeton sollten Sie immer messen, wenn der Blutzucker – v. a. bei Infektionskrankhheiten – sehr hoch ist.

Abstimmung von Blutzucker, Insulindosis, Kohlenhydratgehalt der Mahlzeit und körperlicher Belastung

In diesem Kapitel soll beschrieben werden, wie Sie zur Verbesserung der Blutzuckereinstellung aktiv die Behandlung mitgestalten können. Man bezeichnet dies als „intensivierte Insulintherapie". Bevor Sie jedoch damit beginnen können, müssen Sie sich darüber im klaren sein, daß dazu eine intensive theoretische und praktische Vorbereitung nötig ist. Das dazu nötige Wissen erwerben Sie am besten während eines Schulungskurses. Durch anfänglich häufige Diskussionen mit Ihrem Arzt werden Sie allmählich die notwendigen Erfahrungen sammeln.

> Sie dürfen jedoch nie vergessen, daß zum Wissen und der Erfahrung unbedingt die regelmäßige Messung des Blutzuckers vor jeder Insulininjektion und die gelegentliche Messung nach den Mahlzeiten gehört.

A. Ziele der Behandlung

1. Die Blutzuckerwerte vor Einnahme einer Mahlzeit sollen zwischen 80 und 120 mg/dl liegen.
2. Die höchsten Werte ca. 1 h nach dem Essen sollten nicht höher sein als 160 mg/dl; der Urin sollte auch nach dem Essen zuckerfrei sein.
3. Niedrigere Werte als 70 mg/dl sollten im Tagesverlauf nicht vorkommen.

Kein Diabetiker kann so „eingestellt" werden, daß diese Ziele ohne weiteres erreicht werden. Dies wird auch dann nicht gelingen, wenn der Diabetiker sich genau an seinen Diätplan hält und keine „Sünden" begeht. Die genannten Ziele können nur mit regelmäßiger Blutzuckerselbstkontrolle erreicht werden. Auf diese Werte müssen Broteinheiten, Insulindosis und körperliche Aktivität abgestimmt werden.

B. Erhöhter und erniedrigter Blutzucker

1. Ursachen für erhöhte Blutzucker
   - Insulindosis zu niedrig (= zuwenig gespritzt)
   - Kohlenhydratgehalt der letzten Mahlzeit zu hoch
     (= zuviel BE gegessen)
   - Psychische Belastungen
   - Fieberhafte Erkrankungen

2. Ursachen für erniedrigte Blutzucker
   - Insulindosis zu hoch (= zuviel gespritzt)
   - Kohlenhydratgehalt der letzten Mahlzeit zu niedrig
     (= zuwenig BE gegessen)
   - Vermehrte körperliche Aktivität (besonders zu einem Zeitpunkt, an dem das gespritzte Insulin seine hauptsächliche Wirkung hat)
   - Alkohol

Die nun folgenden praktischen Ratschläge stellen die einfachste Form der „intensivierten Insulintherapie" dar. Es soll davon ausgegangen werden, daß vor dem Frühstück und vor dem Abendessen eine „freie" Mischung von Alt- und Verzögerungsinsulin gespritzt wird. Die Blutzucker werden regelmäßig vor den Insulinspritzen und vor dem Zubettgehen gemessen. Nach den Hauptmahlzeiten wird festgestellt, ob Zucker im Urin ausgeschieden wird. Blutzuckerkontrollen nach den Mahlzeiten erfolgen gelegentlich. Die Angaben gelten für Patienten mit Insulintagesdosen von 40–50 E und einer Diät mit 18–20 BE (ca. 1800–2000 kcal).

C. Die Anpassung der Altinsulindosis zur sofortigen Korrektur erhöhter oder erniedrigter Blutzucker

In Abhängigkeit von den vor den Insulininjektionen gemessenen Blutzuckerwerten empfiehlt sich folgendes Vorgehen, wenn sie außerhalb des Bereiches von 80 bis 120 mg/dl liegen:

Blutzucker	Altinsulin	Bemerkung
unter 80	− 0 bis 2E	nach 0–15 min essen
80–120	normale Dosis	nach 30 min essen
120–180	+ 2E	
180–240	+ 2E	1 BE weniger und nach 45 min essen
über 240	+ 4E	1–2 BE weniger und nach 60 min essen

Diese Angaben können nur grobe Anhaltspunkte sein und müssen für den einzelnen Patienten angepaßt werden.

D. Verhalten bei geplanten körperlichen Belastungen

Wenn Sie wissen, zu welcher Tageszeit Sie sich körperlich besonders anstrengen (Arbeit oder Sport), können Sie bereits vorher die Insulindosis entsprechend anpassen. Die Tabelle soll hierfür Anhaltspunkte geben. Die Zahlen bedeuten die Verminderung der Insulindosen in Prozent der Normaldosis bei körperlicher Belastung am Vormittag, am Nachmittag (vor der Abendspritze) und am Abend (nach der Abendspritze).

Insulin	Körperliche Belastung am		
	Vormittag	Nachmittag	Abend
Frühdosis			
AltIns.	50– 75%	100%	100%
Verzög.Ins.	75–100%	75–100%	100%
Abenddosis			
AltIns.	100%	75–100%	50– 75%
Verzög.Ins.	100%	75–100%	50–100%

Diese Zahlen können nur grobe Anhaltspunkte sein. Messen Sie vor, evtl. während und nach der Belastung Ihren Blutzucker. Zusätzliche BE sollten Sie natürlich bei sich haben.

E. Längerfristige Korrekturen

1. Erhöhter Nüchternblutzucker (über 120 mg/dl)

Wenn der Nüchternblutzucker mehrfach erhöht ist und keine Diätfehler vorliegen, so kann das verschiedene Ursachen haben:
- Wenn gleichzeitig der Blutzucker beim Zubettgehen und um 3.00 h erhöht sind, so ist die Altinsulindosis zum Abendessen zu niedrig und muß erhöht werden. Dies muß in Schritten von 2E erfolgen. Eventuell liegt das Problem aber schon in einem erhöhten Blutzucker vor der Abendspritze.
- Wenn der Blutzucker vor dem Zubettgehen gut ist, der 3.00 h-Wert aber zu hoch ist, muß die Dosis des Verzögerungsinsulins abends erhöht werden. Dies sollte in Schritten von 2E erfolgen. Die Wirkung muß immer mehrere Tage abgewartet werden.
- Wenn die Blutzucker vor dem Zubettgehen und um 3.00 h gut sind und nur der Nüchternzucker zu hoch ist, so liegt entweder eine zu kurze Wirksamkeit des am Abend gespritzen Verzögerungsinsulins oder ein sog. Dämmerungsphänomen oder beides vor. Die einzig sinnvolle Behandlung ist dann die Trennung der abendlichen Insulindosis: Es wird vor dem Abendessen nur Altinsulin und vor dem Zubettgehen nur Verzögerungsinsulin gespritzt. Besonders wichtig ist in diesem Zusammenhang die Einnahme einer Spätmahlzeit mit langsam resorbierbaren Kohlenhydraten (Brot).
- Wenn nachts eine bemerkte oder unbemerkte Unterzuckerung aufgetreten ist, so kann als Gegenregulation am nächsten Morgen der Zucker zu hoch sein. Anzeichen für eine unbemerkte Unterzuckerung können Kopfschmerzen am nächsten Tag oder ein verschwitztes Bett sein. Zur Abhilfe muß die abendliche Dosis von Verzögerungsinsulin erniedrigt werden. Dies sollte wiederum in Schritten von 2E erfolgen.

2. *Erhöhter Blutzucker vor der Abendspritze (über 120 mg/dl)*

Wenn der Blutzucker vor der Abenspritze wiederholt zu hoch ist und Diätfehler auszuschließen sind, muß an folgende Ursachen gedacht werden:
- Wenn der Blutzucker nach dem Frühstück zu stark ansteigt, so kann sich diese Blutzuckererhöhung über den ganzen Tag fortsetzen. In diesem Fall muß die Altinsulindosis zum Frühstück erneut erhöht werden. Dies sollte in Schritten von 2E erfolgen.
- Wenn die Blutzucker nach dem Frühstück und vor dem Mittagessen gut sind und der Anstieg nach dem Mittagessen eintritt, so ist die morgendliche Dosis von Verzögerungsinsulin zu niedrig. Sie muß in Schritten von 2E erhöht werden. Der Erfolg sollte immer einige Tage beobachtet werden.
- Wenn der Blutzuckeranstieg erst nach der Zwischenmahlzeit am Nachmittag eintritt, so sollte versucht werden, diese wegzulassen.

3. *Erniedrigter Nüchternblutzucker (unter 70 mg/dl) oder nächtliche Unterzuckerungen*

Wenn dies der Fall ist, und wenn Sie die Spätmahlzeit nicht ausgelassen haben und andere Gründe wie Alkohol und Sport am Abend vorher ausscheiden, so sollte die abendliche Dosis von Verzögerungsinsulin um 2E erniedrigt werden. Dies sollte schon bei niedrigen Nüchternzuckern (unter 70 mg/dl) geschehen, um nächtliche Unterzuckerungen von vorneherein zu vermeiden.

4. *Erniedrigter Blutzucker vor dem Zubettgehen (unter 70 mg/dl)*

Zur Vermeidung einer nächtlichen Unterzuckerung muß 1 BE Brot zusätzlich gegessen werden. Wenn dies häufiger vorkommt, ohne daß Diätfehler, Sport oder Alkohol die Erklärung sind, so muß die Altinsulindosis vor dem Abendessen um 2E erniedrigt werden.

5. Unterzuckerung am Vormittag

Wenn dies mehrfach eintritt, obwohl Sie Ihre Zwischenmahlzeit gegessen haben und nicht mehr Bewegung hatten als sonst, sollten Sie die morgendliche Dosis von Altinsulin um 2E verringern. Eine andere Möglichkeit ist die Umverteilung der BE zwischen Frühstück und Zwischenmahlzeit. Man kann z. B. zum Frühstück 1 BE weniger und dafür zur Zwischenmahlzeit 1 BE mehr essen. Sie müssen ausprobieren, was besser ist.

6. Unterzuckerung am Nachmittag

Wenn dies mehrfach eintritt und Faktoren wie Diätfehler und körperliche Aktivität ausscheiden, muß die morgendliche Dosis des Verzögerungsinsulins um 2E verringert werden. Der Erfolg dieser Änderung sollte einige Tage abgewartet werden, bevor eine weitere Änderung erfolgt.

Das sogenannte „Nachspritzen" (= Insulininjektionen außerhalb der üblichen Spritzzeiten) sollte nur bei stark erhöhten Blutzuckern, z. B. bei fieberhaften Erkrankungen erfolgen. Hierzu darf nur Altinsulin verwendet werden; der Abstand zur letzten Spritze muß immer 3 bis 4 h betragen. Unter normalen Lebensbedingungen ist das Nachspritzen nicht sinnvoll und sollte unterlassen werden.

> Die Dosisanpassung ist nicht ganz einfach. Wenn sie nicht richtig durchgeführt wird, kann dadurch die Diabeteseinstellung eher verschlechtert als verbessert werden. Lernen können Sie die Dosisanpassung nur durch praktische Übung unter Anleitung. Die alleinige Lektüre dieses Kapitels ist sicher nicht ausreichend.

Wenn Sie mit der Dosisanpassung beginnen, sollten Sie sich zunächst mit den unter den Punkten C und D beschriebenen Empfehlungen beschäftigen. Die unter E beschriebenen Vorschläge sollten Sie vor der Ausführung mit Ihrem Arzt besprechen. Ausnahmen hiervon sind notwendige Änderungen wegen Unterzuckerungen, für den Fall, daß Sie Ihren Arzt nicht erreichen.

Unterzuckerung und Stoffwechselentgleisung

Bei Nichtdiabetikern schwankt der Blutzucker zwischen 60 und höchstens 140 mg/dl. Der Blutzuckerspiegel eines Diabetikers sollte so gut wie möglich innerhalb dieses Bereiches liegen.

> Weist der Blutzucker einen Wert unter 50 mg/dl auf, so spricht man von einem Unterzucker. Es kommt zu einem Unterzucker, wenn
> – zuviel Insulin gespritzt wurde
> – zuwenig gegessen wurde
> – eine starke körperliche Belastung zu einem Zeitpunkt erfolgt, an dem die Wirkung des gespritzten Insulins groß ist.

Der niedrige Blutzuckerspiegel führt zu einem Energiemangel in den Körperzellen, der sich besonders in den Gehirnzellen bemerkbar macht. Der Körper versucht diesen gefährlichen Zustand zu beenden, indem er durch die Ausschüttung der Hormone Glukagon, Adrenalin und Cortisol die körpereigene Zuckerproduktion steigert. Dieser Vorgang wird Gegenregulation genannt. Die Gegenregulation ist manchmal überschießend, so daß es nach einem Unterzucker zu einem erhöhten Blutzuckerspiegel kommt. Bei unbemerkten nächtlichen Unterzuckern kann dieses zu erhöhten Blutzuckerwerten am nächsten Morgen führen.
Wie stark ein Unterzucker empfunden wird, hängt nicht nur von der Höhe des Blutzuckers ab, sondern auch von der Geschwindigkeit, mit welcher der Blutzucker von einem hohen Spiegel auf einen niedrigen Spiegel abfällt. Wenn Sie unsicher sind, ob

> Eine Unterzuckerung macht sich durch folgende Anzeichen bemerkbar:
> - Zittern, Herzklopfen, Schweißausbruch, Blässe
> - Heißhunger
> - Verändertes Verhalten, Sprach- und Sehstörungen
> - Angst, Pelzigkeit um den Mund, Kopfschmerzen
> - Konzentrationsschwäche, Bewußtseinstrübung
> - Bewußtlosigkeit.

Ihr Blutzucker tatsächlich zu niedrig ist, messen Sie den Blutzucker!

Es scheint, daß manche Patienten, die mit Humaninsulin behandelt werden, Probleme haben, die Symptome von Unterzuckerungen zu erkennen. Über die theoretischen Hintergründe dieser Beobachtung besteht ebenso wie über die praktischen Auswirkungen noch Unklarheit.

Das Bestreben des Körpers, aus einem Unterzucker herauszukommen, muß durch Essen von Traubenzucker unterstützt werden. Bei starken Unterzuckerungen oder Unterzuckerungen, die nachts auftreten, reicht es nicht aus, nur Traubenzucker oder andere schnell aufnehmbare Zucker einzunehmen. Hierbei ist es besser, zusätzlich zum Traubenzucker einen langsam aufnehmbaren Zucker einzunehmen, z. B. ein Marmeladenbrot. Bei aller Wichtigkeit, Unterzuckerungen rasch zu behandeln, sollte man eine überschießende Zufuhr von Kohlenhydraten vermeiden. Leichte Unterzuckerungen können auch mit Brot oder einem Apfel ausreichend behandelt werden.

Ist das Bewußtsein verloren, so sollte ein Angehöriger Glukagon unter die Haut spritzen. Gleichzeitig muß ein Arzt gerufen werden, der bei ungenügender Wirksamkeit von Glukagon Traubenzuckerlösung in die Vene spritzt. Angehörige sollten nie versuchen, einem bewußtlosen Diabetiker Zuckerlösung oder ähnliches einzuflößen! Es könnte dabei Flüssigkeit in die Lunge kommen und die Atmung behindern!

Auf jeden Fall sollte darauf geachtet werden, daß die Bewußtlosigkeit nicht zu lange andauert, weil sonst bleibende Schädigungen, besonders des Nervensystems, eintreten können. Unterzuckerungen, die das Bewußtsein nicht beeinträchtigen, sind nicht schädlich. Natürlich ist es trotzdem Ziel jeder Diabetesbehandlung, daß auch leichte Unterzuckerungen so gut wie möglich vermieden werden.

> **Merke:**
> - Unterzuckerungen müssen immer rechtzeitig behandelt werden, um eine Bewußtlosigkeit zu verhindern.
> - Insulinspritzende Diabetiker müssen immer Zucker bei sich haben.
> - Gelegentlich auftretende leichte Unterzuckerungen sind nicht schädlich. Sie sollten nicht davon abhalten, den Diabetes gut einzustellen.
> - Ihr Ehepartner, Ihre Bekannten und Arbeitskollegen sollten eine Unterzuckerung erkennen können und wissen, wie Ihnen zu helfen ist. Dies gilt insbesondere für den Fall der Bewußtlosigkeit. Sie sollten Glukagon vorrätig haben und mit Ihren Angehörigen bzw. Arbeitskollegen üben, wie diese Substanz zu spritzen ist.
> - Bedenken Sie, daß eine Unterzuckerung höchst verkehrsgefährdend ist. Messen Sie Ihren Blutzucker, bevor Sie sich an das Steuer setzen. Wenn Sie während einer Autofahrt Anzeichen für eine Unterzuckerung bemerken, müssen Sie sofort anhalten und Traubenzucker und Brot zu sich nehmen. Fahren Sie erst weiter, wenn Sie sich ganz sicher sind, daß die Unterzuckerungsgefahr beseitigt ist.

Eine Gefährdung stellt nicht nur der stark erniedrigte, sondern auch der stark erhöhte Blutzucker dar. Die Grenze, von der an erhöhte Blutzucker eine akute Gefahr darstellen, ist nicht eindeutig festgelegt, da nicht nur der hohe Zuckerspiegel, sondern auch die durch den Insulinmangel erzeugten Ketonkörper (Azeton) schädlich sind. Diese Ketonkörper wirken stark sauer. Häufen sich Ketonkörper an, kommt es zu einer schädlichen Übersäuerung des Körpers. Hier versucht sich der Körper zu helfen, indem er vermehrt Azeton über die Atemluft und den Urin ausscheidet.

Der Übersäuerung (sog. diabetisches Coma oder diabetische Ketoazidose) liegt immer ein Insulinmangel zu Grunde. Die häufigsten Ursachen sind:

- Bei Infekten wird die Insulinmenge nicht genügend erhöht. Bereits ein einfacher Schnupfen erhöht den Blutzucker und erfordert mehr Insulin. Insbesondere bei fieberhaften Erkrankungen mit Erbrechen und deshalb verminderter Nahrungszufuhr dürfen Sie nicht den Fehler machen, die Insulindosis zu erniedrigen oder gar Insulin wegzulassen. Die Insulindosis muß meist trotzdem erhöht werden. Wenn Sie sich unsicher fühlen, sollten Sie rechtzeitig einen Arzt um Rat fragen.
- Bei fehlender Nahrungsaufnahme wird kein oder zu wenig Insulin gespritzt. Auch wenn Sie nichts essen (und sonst keine Erkrankung vorliegt), müssen Sie ca. 50% der Insulin-Tagesmenge als Verzögerungsinsulin spritzen.

> Die Übersäuerung und der hohe Blutzucker machen sich bemerkbar durch:
> – Azetongeruch, schweres und mühsames Atmen
> – starkes Durstgefühl und übermäßigen Harndrang
> – Bauchschmerzen, Übelkeit, Erbrechen. Diese Symptome werden häufig als Darmgrippe gedeutet und nicht als Folge einer schweren Diabetesentgleisung erkannt. Natürlich können auch beide Erkrankungen gleichzeitig vorkommen.

Spätestens wenn diese Symptome auftreten, müssen Sie Blutzucker sowie Azeton im Urin messen. Der Blutzucker liegt meist über 400 mg/dl; in seltenen Fällen kann er allerdings auch niedriger sein. Azeton im Urin ist immer stark positiv. Die Übersäuerung kann nicht zu Hause behandelt werden. Sie sollten so schnell wie möglich einen Arzt rufen.

Merke:
- Jede Infektionskrankheit führt zu erhöhten Blutzuckern. Eine Entgleisung des Diabetes kann nur durch Erhöhung der Insulindosis verhindert werden.
- Krankheiten mit Fieber, Bauchschmerzen, Erbrechen und Durchfall können für den Diabetiker eine sehr bedrohliche Situation darstellen.
- Denken Sie immer daran, daß Bauchschmerzen und Erbrechen bereits Ausdruck einer schweren Diabetesentgleisung sein können.
- Messen Sie immer Azeton im Urin, wenn Sie sich krank fühlen, wenn Sie Fieber haben und wenn der Blutzucker hoch ist.
- Suchen Sie rechtzeitig Ihren Arzt auf, wenn Sie eine Entgleisung des Diabetes vermuten.
- Die Injektion von Verzögerungsinsulin darf nie ausgelassen werden.

Die Spätschäden der Zuckerkrankheit

Die Erfahrung der letzten Jahrzehnte hat gezeigt, daß sich bei manchen Diabetikern nach mehrjähriger Dauer der Erkrankung Schädigungen am Gefäß- und am Nervensystem ausbilden.

I. Schädigung der kleinen Gefäße (Mikroangiopathie)

1. Augenhintergrund (Retinopathie)
   Zu Beginn kommt es zu Aussackungen an den Gefäßen des Augenhintergrundes, die sich wieder zurückbilden können. Im weiteren Verlauf können Blutungen und Wucherungen in den Glaskörpern auftreten, wodurch die Sehkraft beeinträchtigt wird. In diesem Stadium kann der Augenarzt durch Lichtkoagulation (Laserung) das weitere Fortschreiten der Erkrankung verlangsamen. Unbehandelt kann die Retinopathie zur Erblindung führen.

2. Nieren (Nephropathie)
   Das früheste Zeichen einer diabetischen Nierenschädigung ist die vermehrte Eiweißausscheidung im Urin. Im weiteren Verlauf kann es zu einer Verschlechterung der Nierenfunktion kommen. Wenn die Niere schließlich nicht mehr in der Lage ist, die harnpflichtigen Substanzen auszuscheiden, muß die regelmäßige Behandlung mit der künstlichen Niere erfolgen.

Neben der Zuckerkrankheit wirken sich andere Risikofaktoren wie hoher Blutdruck und Rauchen sowie die Pille zusätzlich schädigend auf die kleinen Gefäße aus.

II. Schädigung der großen Gefäße (Makroangiopathie)

Hiervon sind die größeren Gefäße betroffen, die Organe wie Gehirn (Halsschlagader), Herz (Herzkranzgefäße) und die Beine mit Blut versorgen. Die Zuckerkrankheit trägt zur Verengung dieser Gefäße bei. Wenn die Durchblutung der genannten Organe zu gering ist, treten folgenschwere Komplikationen auf: Schlaganfall, Herzinfarkt, Gangrän (Brand). Andere Risikofaktoren wie Rauchen, hoher Blutdruck, erhöhte Fettwerte und Übergewicht wirken zusätzlich schädigend auf die großen Gefäße.

III. Schädigung des Nervensystems

Es scheint, daß die Zuckerkrankheit eine Störung des Stoffwechsels der Nerven hervorruft. Es kommt dadurch zu Schmerzen und Empfindungsstörungen, die meistens in den Füßen beginnen. Auch das willentlich nicht beeinflußbare (autonome) Nervensystem kann hiervon betroffen sein. Dies kann zu den verschiedensten Störungen wie Blasenentleerungsstörungen, unregelmäßige Magenentleerung oder Durchfällen führen.

Diese diabetische Nervenschädigung ist die wichtigste Ursache für den sog. „Diabetischen Fuß".

Nicht selten kommt es bei männlichen Diabetikern zu Potenzproblemen, die sich in Erektionsstörungen äußern. Die Ursache hierfür ist häufig eine Nervenschädigung. Auch Durchblutungsstörungen kommen als Ursache in Frage.

Es ist für den Diabetiker sehr wichtig zu wissen, daß diese Spätschäden durch gute Blutzuckereinstellung zu verhindern sind. Wahrscheinlich reichen hierzu Werte zwischen 70 und 160 mg/dl aus. Neben den regelmäßig gemessenen Blutzuckern gibt das sogenannte HbA_1 Auskunft über die Güte der Blutzuckereinstellung. Es handelt sich dabei um den „verzuckerten" roten

Blutfarbstoff (Hämoglobin oder Hb), der ein „Langzeitgedächtnis" für den mittleren Blutzucker während der letzten 2–3 Monate darstellt. Zur Messung des HbA_1 genügen wenige Milliliter Blut. Für die an unserer Klinik ermittelten Werte gelten 5–8% HbA_1 als normal. Diabetiker sollten ihren Blutzucker so kontrollieren, daß auch sie sich in diesem Bereich, wenigstens jedoch unter 9% befinden. Der HbA_1-Wert sollte alle 3 Monate gemessen werden.

Auch wenn bei einem Diabetiker bereits Spätschäden vorliegen, sollte auf eine gute Blutzuckereinstellung großen Wert gelegt werden. Manche Schäden lassen sich dadurch – zumindest teilweise – zurückbilden. Eventuell kann auch ihr weiteres Fortschreiten verhindert werden.

Abschließend soll darauf hingewiesen werden, daß bei jedem Diabetiker regelmäßig untersucht werden muß, ob Spätschäden vorliegen.

	Jüngere Diabetiker	Ältere
Augenhintergrund	jährlich	
Albumin (= Eiweiß)-Ausscheidung im Urin	3 Messungen/Jahr	
Untersuchung auf Nervenschäden	jährlich	
Untersuchung auf Durchblutungsstörungen	2-jährlich	jährlich
Blutdruck	mehrmals jährlich	
Blutfette	jährlich	

Wenn Schädigungen vorliegen, müssen die Kontrolluntersuchungen natürlich häufiger erfolgen.

Moderne Technologien

Das künstliche Pankreas

Die künstliche Bauchspeicheldrüse (Künstliches Pankreas oder kurz KüPa) ist ein Rechner, der kontinuierliche Blutzuckerbestimmungen durchführt, daraus automatisch die Insulinmenge bestimmt und entsprechend ins Blut abgibt. Sie wurde 1974 in

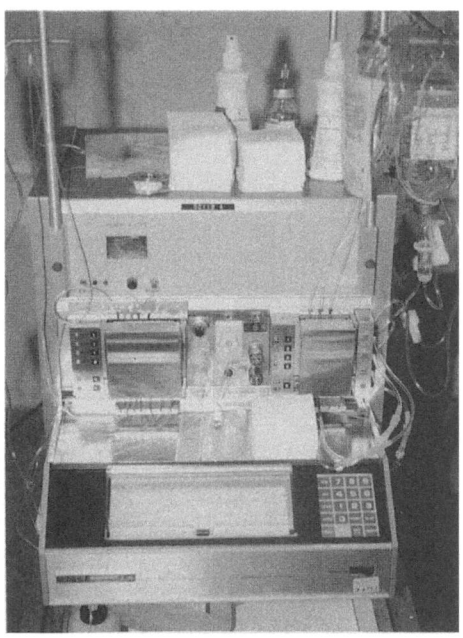

Abb. 20. Das künstliche Pankreas

Ulm entwickelt. Auf diese Weise werden der physiologische Regelkreis und die Rückkoppelung der normalen Bauchspeicheldrüse mit dem aktuellen Blutzucker nachgeahmt. Damit wird der Insulinbedarf der Patienten gemessen. Auf der Aufnahme- oder Intensivstation im Krankenhaus können auch Diagnose und Therapie von diabetischer Ketoazidose und diabetischem Koma kontrolliert werden. Das Gerät wird auch für die Entbindung diabetischer Mütter oder im Operationsraum bei chirurgischen Eingriffen eingesetzt (s. Abb. 20).

Der Glucosesensor

Der tragbare „Glucosensor Unitec Ulm" erlaubt die kontinuierliche Blutzuckerbestimmung über 24 Stunden. Damit erfolgt die Messung der Blutzuckeranstiege nach Nahrungsaufnahme oder Belastungstests, des Blutzuckerabfalls nach Insulin oder körperlicher Belastung und die Entdeckung von kurzzeitigen Blutzuckerspitzen oder subjektiv nicht bemerkten Hypoglykämien. Der kooperative Diabetiker kann in Zusammenarbeit mit seinem Arzt einen vollen Überblick über den Blutzuckerverlauf

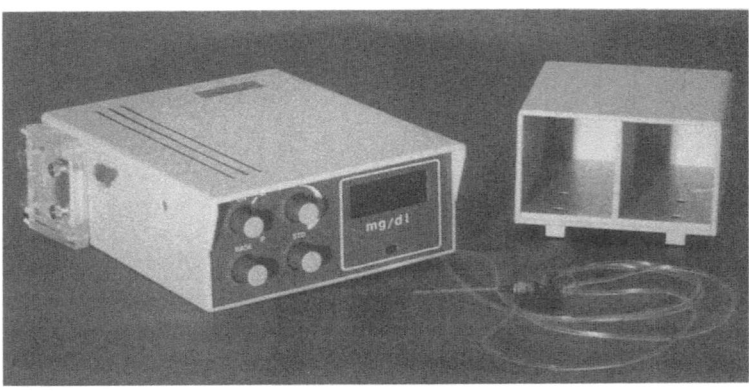

Abb. 21. Der „Glucosensor Unitec Ulm"

bei Tag und Nacht unter intensivierter konventioneller Behandlung oder Insulinpumpentherapie gewinnen.

Diabetes Management Systeme

Diabetes Management Systeme sind elektronische Tagebücher mit einer Meßeinheit für gebräuchliche Teststreifen und einem Speicher für die Blutzuckerwerte. Weiterhin müssen vom Patienten Diät, Sport, Insulindosen, Hypoglykämien, Harnzucker und -aceton eingegeben werden. Die Auswertung erfolgt über einen Personalcomputer beim Arzt oder über einen kleinen Drucker beim Patienten (s. Abb. 22a und b).

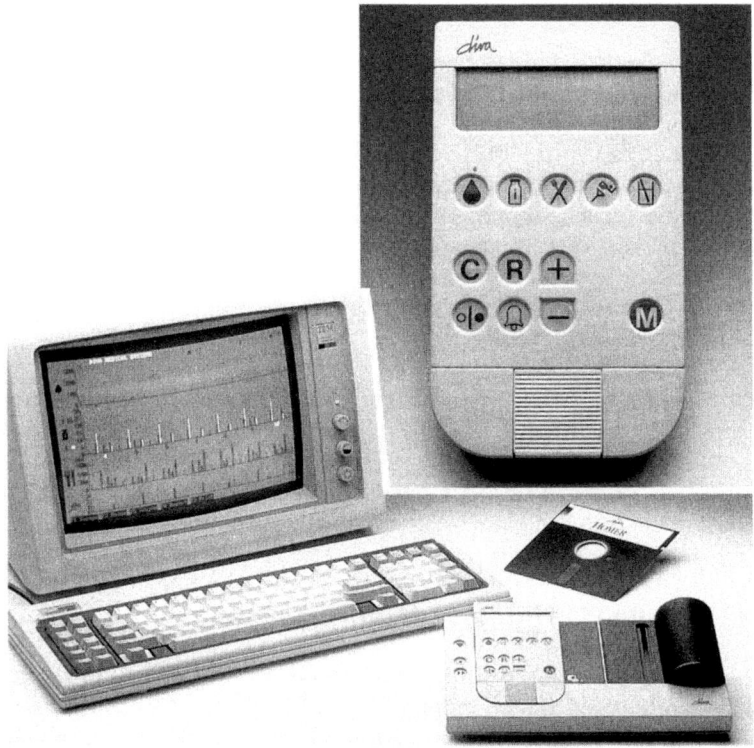

Abb. 22. Diabetes Management Systeme

Der Diabetische Fuß

Die Füße des Diabetikers sind besonders gefährdet

- Durch die diabetischen Nervenschäden (Polyneuropathie) spürt er kleinere Verletzungen und Druckstellen im Schuh nicht rechtzeitig.
- Durch die verminderte Durchblutung wegen Ablagerungen in den großen und kleinen Blutgefäßen (sei es durch Zucker, Cholesterin, Nikotin oder erhöhten Blutdruck) wird die Haut dünn und empfindlich wie Pergament. Außerdem kommt es zu einer verzögerten und erschwerten Wundheilung.
- Im „süßen" Blut wachsen Bakterien sehr viel leichter, es kommt zu einer Infektion.

So wird aus einem kleinen Hautriß oder einer Blase ein „offener Fuß". Wenn die Infektion auf den Knochen übergreift, muß amputiert werden. 10% der Diabetiker erleben eine Amputation von Zehen, Fuß oder gar Oberschenkel. Diesem Schicksal kann jedoch durch eine fachgerechte Pflege vorgebeugt werden.

1. Schutz der Füße vor Verletzungen

Schuhe und Strümpfe sollten Ihre Füße vor Verletzungen schützen. Gehen Sie daher niemals barfuß. Schützen Sie auch Ihre Zehen, d. h. tragen Sie keine vorne offenen Sandalen, schon gar keine mit Riemchen zwischen den Zehen!

Tragen Sie Schuhe mit Schutzkappen und dicken Sohlen, wenn Sie eine Arbeit verrichten, bei der Verletzungsgefahr besteht, z. B. bei Gartenarbeit.

Kaufen Sie neue Schuhe niemals am Morgen, sondern immer am Nachmittag, wenn die Füße schon etwas angelaufen sind, damit neue Schuhe nicht zu eng sind. Achten Sie auf sicheren, bequemen Sitz (Vorsicht Druckstellen) und genügend Spielraum für die Zehen.

Laufen Sie neue Schuhe nur wenige Stunden am Tag ein, wechseln Sie grundsätzlich öfters am Tag die Schuhe.

Ihre Füße müssen atmen können: Tragen Sie Schuhe aus Leder oder Stoff, keine Plastikschuhe. Achten Sie darauf, daß die Schuhe im Sommer luftdurchlässig und im Winter warm (pelzgefüttert) sind.

Kontrollieren Sie Ihre Schuhe vor dem Anziehen auf Fremdkörper (Steinchen, Splitter, Risse und abstehende Sohle, Scheuerstellen, etc.).

Tragen Sie Schuhe niemals ohne Socken oder Strümpfe!

Stechen Sie Blasen niemals selbst auf, schneiden Sie keine Hornhaut weg.

Falls Sie eine Blase oder Verletzung am Fuß haben, gehen sie **sofort** zum Arzt! Verbinden Sie die betroffene Stelle nur mit Kompressen und Mullbinden, nicht mit Pflaster.

Wenn Sie fußunterstützende Einlagen brauchen, fragen Sie Ihren Arzt.

2. Die richtige Pflege

Vorsicht beim Fußnägelschneiden! Die Nägel nicht zu kurz und auf keinen Fall in die Ecken schneiden, feilen ist besser.

Verwenden Sie auf keinen Fall scharfe Gegenstände wie Rasierklingen, Hornhauthobel, Messer etc. oder chemische Mittel zum Entfernen von Hornhaut oder Hühneraugen, auch keine Hühneraugenpflaster.

Das einzige erlaubte Hilfsmittel ist Bimsstein. Lassen Sie Hühneraugen, Hornhaut oder eingewachsene Fußnägel nur vom Fachmann (Fußpfleger oder Arzt) behandeln.

Nehmen Sie täglich ein Fußbad, aber nur **lauwarm** (Temperatur kontrollieren mit Thermometer!). Lassen Sie die Haut Ihrer Füße nicht aufweichen, baden Sie nur kurz. Nehmen Sie keine Badezusätze, sondern nur eine milde Seife.

Bitte unbedingt beachten: Ihr Temperaturempfinden kann gestört sein, deshalb: VORSICHT mit Wärme, d. h. kein heißes Wasser, keine Wärmflaschen, keine Heizdecken etc. Wenn Sie kalte Füße haben, tragen Sie nachts wollene Socken oder Bettschuhe, um die eigene Körperwärme zu speichern.

Fußpilz ist der schlimmste Feind des Diabetikers. Aber er kann nur wachsen, wo es feucht ist. Also die Füße immer gut abtrocknen, insbesondere zwischen den Zehen.

Beim Abtrocknen nicht reiben, sondern nur vorsichtig tupfen, um die Haut nicht zu reizen. Besonders gut geht es mit Küchenkrepp-Papier.

Wechseln Sie täglich die Strümpfe, bei Fußschweiß mehrmals. Tragen Sie keine gestopften Socken (Druckstellen!). Die Socken und Strümpfe sollten aus Naturfasern (Wolle, Baumwolle) sein, nicht aus synthetischem Material, wie z. B. Nylon etc.

Waschen Sie neue Strümpfe und Socken vor Gebrauch.

Vermeiden Sie zu enge Strumpf-Bündchen, Strumpfbänder, Sockenhalter und alles, was die Durchblutung behindert.

Zur Vermeidung von Fußschweiß pudern Sie Ihre Füße, vor allem zwischen den Zehen, mit Babypuder. Geben Sie auch etwas Puder in die Schuhe.

Verwenden Sie keine Fußdesodorantien, Fußsprays etc., denn die diabetische Haut ist sehr empfindlich. Verwenden Sie nur milden Puder ohne Zusätze, z. B. Babypuder.

Cremen Sie Ihre Füße ein, aber erst vom Fußrücken aufwärts, nicht zwischen den Zehen damit die Haut nicht trocken, spröde und rissig wird. Verwenden Sie normale Körpercremes **ohne**

Zusätze (z. B. NIVEA). Falls Sie normale Cremes nicht vertragen, brauchen Sie spezielle Fett- und Pflegecremes aus der Apotheke (z. B. Lanolin-Fettcreme, pH-Eucerin etc.).
Machen Sie täglich Fußgymnastik.

3. Kontrolle ist besser

Kontrollieren Sie täglich Ihre Füße. Wenn Ihr Sehvermögen eingeschränkt ist, bitten Sie einen Verwandten, die Füße zu kontrollieren.
Achten Sie auf Blasen, Hornhaut, Druckstellen und andere Hautveränderungen.
Nehmen Sie einen Spiegel (Taschenspiegel oder besser Rasier- oder Vergrößerungsspiegel), um die Fußsohle genau zu inspizieren.
Bei Veränderungen an Haut und Füßen befragen Sie bitte **sofort** Ihren Arzt.
Sagen Sie auch Ihrem Fußpfleger, daß Sie Diabetiker sind.

ALSO:
Behandeln Sie Ihre Füße, wie Sie Ihre Hände behandeln, dann kann nichts passieren!

Der Diabetiker in besonderen Situationen

Infektionskrankheiten

Krankheiten wie Grippe und Harnwegsinfekte können zu einer deutlichen Verschlechterung der Blutzuckerwerte führen. Sie stellen die weitaus häufigste Ursache für schwere Stoffwechselentgleisungen dar. Andererseits besteht bei einem schlecht eingestellten Diabetes eine erhöhte Infektanfälligkeit. Der gut eingestellte Diabetiker ist dagegen ebenso widerstandsfähig wie ein gesunder Mensch. Erkrankt ein Diabetiker z. B. an einer Darmgrippe, dann sollten folgende Punkte beachtet werden:
- Insulinbehandelte Diabetiker dürfen, auch wenn sie wegen Appetitlosigkeit und Erbrechen nichts oder wenig essen, nie das Insulin weglassen. Bei Fieber muß sogar mit einer deutlichen Zunahme des Insulinbedarfs um bis zu 100% gerechnet werden.
- Blutzuckerselbstkontrollen müssen häufig (ca. 4 mal/Tag) durchgeführt werden.
- Die Insulindosen müssen den Ergebnissen der Blutzuckerbestimmungen angepaßt werden. Die Werte sollten zwischen 100 und 200 mg/dl liegen.

Erhöhen Sie die Dosen von Altinsulin zu den üblichen Injektionszeiten in Abhängigkeit von Blutzucker nach folgendem Schema:

200–250 mg/dl	+ 2 bis 4 E
250–300 mg/dl	+ 4 bis 6 E
300–350 mg/dl	+ 6 bis 8 E
350–400 mg/dl	+ 8 bis 10 E

Diese Insulinmengen sollten Sie auch zwischendurch geben, solange die Blutzuckerwerte erhöht sind. Zwischen den einzelnen Insulininjektionen sollten jedoch mindestens 3–4 h liegen. Wenn nach der zweiten oder dritten Zusatzdosis kein Abfall des Blutzuckers eintritt, rufen Sie bitte sofort Ihren Arzt.
- Es ist sehr wichtig, daß Sie ausreichend Flüssigkeit zu sich nehmen. Sie brauchen mindestens 2–3 l/Tag. Wenn Sie die getrunkene Flüssigkeit nicht bei sich behalten können, rufen Sie Ihren Arzt rechtzeitig.
Die Kost müssen Sie auf leicht verdauliche Nahrung umstellen.
- Bei deutlich erhöhten Bltuzuckerwerten (über 300 mg/dl) sollte zusätzlich die Azetonausscheidung im Urin gemessen werden. Deutlich positives Azeton ist ein Alarmzeichen; es weist auf eine drohende Entgleisung hin.
- Bei Besserung müssen Sie das Insulin schrittweise auf die alte Dosis reduzieren.
- Wenn Sie sich unsicher fühlen, rufen Sie Ihren Arzt lieber zu früh als zu spät.

Schwangerschaft

Die Schwangerschaft einer Typ I-Diabetikerin ist immer eine Risikoschwangerschaft. Es muß sowohl auf mütterlicher als auch auf kindlicher Seite mit dem gehäuften Auftreten von Komplikationen gerechnet werden. Diabetikerinnen mit fortgeschrittenen Spätveränderungen (schwere Augenhintergrundsveränderungen, Gefäßverkalkungen, hoher Blutdruck) muß sogar von einer Schwangerschaft abgeraten werden.
Andererseits weiß man heute sehr genau, daß eine enge Beziehung zwischen der Güte der Stoffwechseleinstellung und der Häufigkeit des Auftretens von Komplikationen besteht. Bei sehr gut eingestelltem Diabetes ist das Risiko für Mutter und Kind kaum erhöht. Aus diesem Grund muß die Schwangerschaft einer Diabetikerin besonders gut vorbereitet und überwacht werden.

- Bereits vor Beginn der Schwangerschaft sollte eine ausführliche ärztliche Beratung erfolgen. Eventuell muß dies mit einer Diabetesschulung verbunden werden. Es ist sehr wichtig, daß der Blutzucker bereits zum Zeitpunkt der Empfängnis sehr gut eingestellt ist. Der HbA_1-Wert sollte bereits jetzt im Normbereich liegen.
- Die Diabetikerin sollte sich rechtzeitig Ärzte (Frauenarzt und Internist) ihres Vertrauens suchen, die sie während der Schwangerschaft betreuen.
- Die Blutzuckerwerte sollen während der Schwangerschaft zwischen 60 und 120 mg/dl liegen. Der HbA_1-Wert soll normal sein.
- Dieses Ziel läßt sich mit einer intensiven Insulintherapie, die 4–5 Blutzuckermessungen und 2–4 Insulinspritzen pro Tag umfaßt, durchaus erreichen. Wenn erforderlich, kann die Behandlung auch mit einer Insulinpumpe erfolgen.
- Im Verlauf der Schwangerschaft nimmt der Insulinbedarf zu. Ärztliche Kontrolluntersuchungen sind in Abständen von etwa 2 Wochen erforderlich.
- Während der Schwangerschaft sind stationäre Behandlungen zu Beginn und zwischen der 32. und 38. Woche erforderlich. Die Entbindung kann meist auf natürlichem Wege erfolgen.

Bei vorher gesunden Frauen kann sich im Verlauf der Schwangerschaft eine Zuckerkrankheit entwickeln. Auch in diesem Fall ist eine Einstellung des Blutzuckers nach den oben angegebenen Kriterien erforderlich. Wenn dies mit Diät allein nicht gelingt, muß bis zum Ende der Schwangerschaft zusätzlich eine Behandlung mit Insulin erfolgen.

Gewichtsabnahme und Fasten

Der mit Insulin behandelte Diabetiker kann bei einer stabilen Stoffwechsellage und bei Anpassung der Insulintherapie nahezu jede Form des Fastens praktizieren. Einseitige Diäten sollten aber grundsätzlich vermieden werden. Am besten geeignet ist eine kalorienreduzierte Mischkost, die ausreichend Kohlenhydrate, Eiweiß, Ballaststoffe, Vitamine und Mineralien enthält. Für eine schnelle Gewichtsabnahme eignet sich eine Kost von 300–600 kcal/Tag. Diese **extreme Reduktionskost** sollte nur während eines **stationären Aufenthaltes** zur Anwendung kommen, da die Gefahr der Stoffwechselentgleisung groß ist. Für die ambulante, langsame Gewichtsabnahme ist eine Diät mit 1000 kcal/Tag besser geeignet. Bei Verminderung der Nahrungszufuhr sinkt der Insulinbedarf um etwa 30–50%. Der insulinpflichtige Diabetiker darf jedoch sein Insulin nie ganz weglassen, da die Hälfte der täglichen Insulindosis zur Aufrechterhaltung der von der Nahrungsaufnahme unabhängigen Stoffwechselvorgänge benötigt wird.

Vor dem Beginn einer Gewichtsabnahme sollten Sie immer mit Ihrem Arzt sprechen. Im weiteren Verlauf sind regelmäßige ärztliche Kontrollen erforderlich.

Operationen

Die meisten Operationen sind geplante Eingriffe. Da eine schlechte Diabeteseinstellung das Operationsrisiko erhöht und den Heilungsverlauf verzögert, sollte – falls erforderlich – der Stoffwechsel gut eingestellt werden. Bei Notfalleingriffen kann darauf natürlich keine Rücksicht genommen werden.

Während der Operation bietet die Diabeteseinstellung meist keine Probleme. Im Gegensatz dazu kann es danach zur Verschlechterung der Stoffwechsellage kommen. Deshalb muß während dieser Zeit der Blutzucker häufiger gemessen und die Insulindosis eventuell vorübergehend erhöht werden. Zusätzliche Schwierigkeiten ergeben sich, wenn keine regelmäßige Nahrungsaufnahme möglich ist.

Medikamente, die den Blutzucker beeinflussen

Die Blutzuckereinstellung wird von einer Reihe von Medikamenten beeinflußt. Das in diesem Zusammenhang wichtigste Medikament ist Cortison, das blutzuckererhöhend wirkt. Ist eine Cortisoneinnahme unumgänglich, muß die Insulindosis erhöht werden. Eine andere wichtige Gruppe von Medikamenten sind die sog. Betablocker, die zur Behandlung des erhöhten Blutdrucks benutzt werden können. Manche Präparate aus dieser Gruppe beeinträchtigen das Empfinden von Unterzuckerungen und den Wiederanstieg des Blutzuckers.

Urlaubsreisen

Bei richtiger Vorbereitung können Diabetiker genauso wie Nichtdiabetiker auf Urlaubsreisen gehen. Reisen sollten prinzipiell nur dann angetreten werden, wenn der Diabetes gut eingestellt ist. Gegebenenfalls sollten Sie vor Antritt der Urlaubsreise Ihren behandelnden Arzt aufsuchen. Mit ihm können Sie dann im Detail besprechen, worauf Sie unterwegs besonders achten sollen. Selbstverständlich muß die Diabetesbehandlung in der üblichen Weise fortgesetzt werden. Das bedeutet vor allem, daß der normale Zeitplan für das Insulinspritzen und die Mahlzeiten nach Möglichkeit eingehalten werden sollte. Bei regelmäßiger Blutzuckerselbstkontrolle und Erfahrung in der Therapieanpassung ist aber eine gewisse Flexibilität durchaus möglich.

Wenn Sie während des Urlaubs mehr Sport als sonst betreiben, dann müssen auch solche Änderungen bei der Diabetesbehandlung berücksichtigt werden. Bei einer länger dauernden sportlichen Aktivität sollten Sie vorzugsweise bereits vorher die Insulindosis reduzieren, unter Umständen um die Hälfte. Bei kurzzeitiger körperlicher Beanspruchung ist es meist günstiger, vorher noch zusätzlich Kohlenhydrate zu essen, z. B. in Form von Obst.

Im Ausland herrschen meist andere Ernährungsgewohnheiten, so daß die normale Diabeteskost nicht eingehalten werden kann. In diesem Fall sollten Sie sich über die im Urlaubsland gebräuchliche Ernährung informieren, z. B. mit Hilfe von Kochbüchern oder speziellen Reiseführern. Weitere Tips können Sie sich beim Deutschen Diabetiker-Bund oder bei größeren Ernährungsberatungsstellen einholen. Generell sollten Sie Nahrungsmittel und Speisen verzehren, deren Kohlenhydratanteil Sie wenigstens annähernd abschätzen können. Im Zweifelsfall hilft eine Blutzuckermessung etwa 1 Stunde nach der Mahlzeit. Unabhängig davon sollten Sie zusätzlich schnell wirksame Kohlenhydrate für Notfälle im Reisegepäck mitführen.

Aufbewahrung von Insulin

Insulinampullen können über Wochen bei Raumtemperatur (bis zu 30 Celsius) gelagert werden, ohne daß ein Wirkverlust eintritt. Spezielle Kühleinrichtungen sind in der Regel nicht erforderlich. Sie sollten dennoch die Ampullen, die Sie gerade in Benutzung haben, nach Möglichkeit in einem Kühlfach aufbewahren. Eine Schädigung des Insulins ist aber nur denkbar, wenn die Ampullen direkt der Sonne ausgesetzt sind oder an heißen Tagen im Wageninnern oder im Kofferraum liegen. Insulin sollten Sie bei größeren Fahrten immer doppelt mitnehmen (z. B. im Handgepäck und im Koffer). Damit sind Sie für einen Verlust oder eine Schädigung gerüstet. Im Zweifelsfall ist aber frisches Insulin zu besorgen. Dabei müssen Sie aber darauf achten, daß in vielen Ländern nur höher konzentrierte Insulinpräparate, sog. U-100 Insulin (es enthält 100 Einheiten pro ml im Vergleich zu 40 Einheiten pro ml in der Bundesrepublik), angeboten werden. Falls nur U-100 Insulin erhältlich ist, dann dürfen Sie davon nur 40% des sonstigen Volumens spritzen.

Auf längeren Flugreisen können sich durch Zeitumstellungen besondere Probleme ergeben. Wird der Tag länger, dann ist eine höhere Dosis (des Verzögerungsinsulins) oder eine zusätzliche Injektion (von Normalinsulin) erforderlich und umgekehrt. Der Bedarf orientiert sich an der Stundenzahl und der Tagesdosis. Beispielsweise ist bei einer Verlängerung des Tages um 6 Stunden und einer Tagesdosis von 40 Einheiten, eine zusätzliche Spritze mit 8–10 Einheiten Normalinsulin nötig. Hier muß aber eine zusätzliche Mahlzeit eingeplant werden. Durch engmaschige Blutzuckerselbstkontrollen können Sie jederzeit den Erfolg Ihres Vorgehens überprüfen. Wenn Sie unsicher sind, ob Sie damit zurechtkommen, sollten Sie vor Reiseantritt mit Ihrem Arzt über diese Fragen sprechen.

Rechtzeitig vor einer Reise sollten Sie noch einige besondere Vorbereitungen treffen:

- Besorgung eines nach Möglichkeit mehrsprachigen Diabetikerausweises, der am besten zusammen mit dem Reisepaß aufbewahrt wird.
- Beschaffung eines Auslandskrankenscheins. Eventuell sollten Sie auch Informationen über Ärzte und Krankenhäuser am Urlaubsort einholen. Der Reiseveranstalter kann Ihnen dabei sicher helfen.
- Erstellung einer Liste der Medikamente und Hilfsmittel, die für die Diabetesbehandlung im Urlaub unentbehrlich sind.
- Ihre Reisebegleiter sollten über Ihren Diabetes Bescheid wissen und gegebenenfalls zu bestimmten Hilfestellungen fähig sein (z. B. Gebrauch von Glukagon).

Je besser eine Reise organisatorisch und von der inneren Einstellung vorbereitet ist, desto weniger können Reiseerlebnis und Urlaubsfreude getrübt werden. Versuchen Sie auch soweit es möglich ist, Streß und Hektik zu vermeiden. Versuchen Sie, solche Tage bewußt zu erleben und zu genießen. Ihr Diabetes muß dabei nicht im Wege stehen.

Sozialmedizinische Aspekte der Zuckerkrankheit

Die Zuckerkrankheit berührt auch die Stellung der Betroffenen in Beruf und Gesellschaft. Einige wichtige Aspekte sollen hier kurz angesprochen werden.

Schwerbehindertenstatus

Diabetiker können den Schutz des Schwerbehindertengesetzes beanspruchen. Nach diesem Gesetz gilt die Person als schwerbehindert, bei der ein Grad der Behinderung (GdB) von mindestens 50% vorliegt. Als schwerbehindert können aber auch Personen eingestuft werden, deren GdB mindestens 30% beträgt und die infolge ihrer Behinderung ohne diese Gleichstellung keinen geeigneten Arbeitsplatz erlangen können. Dieser Gleichstellungsantrag ist beim Arbeitsamt zu stellen.

Die Bewertungskriterien für die Einstufung von Diabetikern richtet sich nach folgenden Anhaltspunkten:

	GdB
– durch Diät oder durch Diät und Tabletten gut einstellbar, ohne Spätschäden (Typ-II Diabetes)	0–10%
– nicht leicht einstellbar, größere Schwankungen (Typ-II Diabetes)	20%
– mit Insulin und Diät einstellbar, ohne Spätschäden (Typ-I Diabetes)	30%
– mit Insulin schwer einstellbar, starke Schwankungen, Spätschäden (Typ-I Diabetes)	40–60%

In besonderen Einzelfällen, z. B. bei häufigen, schweren, nicht bemerkten Unterzuckerungen kann eine höhere Einstufung

erfolgen. Weitere Informationen und Anträge erhalten Sie von den dafür zuständigen Versorgungsämtern. Schwerbehinderte Personen genießen einen besonderen Kündigungsschutz, der die Erhaltung des Arbeitsplatzes wesentlich erleichtert. Sie haben weiter Anspruch auf einen bezahlten zusätzlichen Urlaub von 5 Arbeitstagen.
Lohn- bzw. Einkommenssteuerpflichtigen Personen, bei denen eine Minderung der Erwerbsfähigkeit vorliegt, werden Steuerfreibeträge gewährt. Bei einer GdB von 30% liegt diese Pauschale derzeit bei 660,– DM und bei einer GdB von 50% bei 1100,– DM pro Jahr. Eltern diabetischer Kinder können jährlich bis zu 7200,– DM absetzen.
Eine Anerkennung als Schwerbehinderter kann aber auch empfindliche Nachteile mit sich bringen. Die Erfahrung zeigt, daß schwerbehinderte Personen wesentlich größere Schwierigkeiten haben, einen geeigneten Arbeitsplatz zu finden, obwohl der Gesetzgeber Betrieben und Behörden mit mehr als 20 Beschäftigten vorgeschrieben hat, 6% der Arbeitsplätze mit schwerbehinderten Personen zu besetzen. Diese Benachteiligung kommt auch darin zum Ausdruck, daß die Erwerbslosenquote bei Personen mit Schwerbehindertenstatus deutlich höher ist als in der sonstigen Bevölkerung.

Führerschein

Für die Zulassung zur Führerscheinprüfung müssen Diabetiker mit einem fachärztlichen Attest nachweisen, daß eine stabile Stoffwechseleinstellung vorliegt, daß der Diabetes regelmäßig kontrolliert wird und daß die Fahrtüchtigkeit nicht durch Spätkomplikationen, insbesondere Sehstörungen, beeinträchtigt ist. Die sog. Medizinisch-Psychologische Untersuchung kann heute nur noch in besonderen Fällen gefordert werden.

Einstellung in den öffentlichen Dienst

Eine Verbeamtung ist prinzipiell auch für Diabetiker möglich, sofern keine schwerwiegenden Spätkomplikationen vorliegen. Einzelheiten gehen aus den „Richtlinien für die Einstellung von

Diabetikern in den öffentlichen Dienst" hervor. Diese Richtlinien sind über die zuständigen Innenministerien oder über den Deutschen Diabetiker-Bund erhältlich.

Privatversicherungen

Beim Abschluß von privaten Kranken- und Lebensversicherungen sollten sich Diabetiker genauestens informieren und beraten lassen. Nicht selten werden unangemessen hohe Risikozuschläge verlangt. Manchmal wird sogar der Diabetes mit seinen Folgeschäden ausgeschlossen.

Berufswahl des Diabetikers

Durch die modernen Behandlungsmöglichkeiten haben sich auch die beruflichen Möglichkeiten für Diabetiker wesentlich gebessert. Dennoch sollte weiterhin zwischen geeigneten und weniger geeigneten Berufen für Diabetiker unterschieden werden.

Zu den empfehlenswerten Berufen zählen vor allem
- Heil- und Heilhilfsberufe
- Verwaltungs- und kaufmännische Berufe
- Handwerks- und technische Berufe (mit Einschränkungen)

Ungeeignet sind vor allem Berufe, bei denen infolge einer Unterzuckerung eine Gefährdung des Diabetikers oder seiner Mitmenschen auftreten kann, z. B. Berufskraftfahrer, Gerüstbauer etc. Auch Tätigkeiten im wechselnden Schichtdienst sind als ungünstig anzusehen.

Informationsquellen

Es gibt keine Krankheit, bei der von dem Betroffenen eine solch anspruchsvolle Mitarbeit und Mitverantwortung verlangt wird wie bei der Zuckerkrankheit. Der Diabetiker muß letztlich Experte in eigener Sache sein. Dies ist nur erreichbar, wenn er sich ständig auf dem laufenden hält. Dafür bieten sich heute vielfältige Möglichkeiten an.

Verbände und Organisationen

1. Deutscher Diabetiker-Bund

Selbsthilfegruppe von Diabetikern mit bundesweit circa 20 000 Mitgliedern mit den Zielen:
- Die Interessen der Diabetiker in der Öffentlichkeit zu vertreten
- Aufklärungs- und Fortbildungsveranstaltungen für Diabetiker und Interessierte durchzuführen
- Den Erfahrungsaustausch von Diabetikern untereinander zu fördern
- In Einzelfällen auch persönliche Beratung anzubieten, z. B. in sozialrechtlichen Fragen.

Der Deutsche Diabetiker-Bund unterhält eine Bundesgeschäftsstelle und ist weiter in Landes- und Bezirksverbände aufgegliedert. Der jährliche Mitgliedsbeitrag liegt derzeit bei DM 60,–.

Eine Mitgliedschaft kann von ärztlicher Seite nur empfohlen werden.
Adressen:
Bundesgeschäftsstelle: Danziger Weg 1, 5880 Lüdenscheid
Tel.: 02351–85051
Landesverband Bayern: Museumsstr. 4a, 8930 Schwabmünchen
Tel.: 08232–2097
Landesverband Baden-Württemberg: Grillparzerstr. 4
Postfach 210304, 7500 Karlsruhe 21
Tel.: 0721–856185

2. Insuliner

Zusammenschluß junger Typ I-Diabetiker.
Kontaktadresse: Frau Anneliese Kuhn-Prinz, Ernst-Lemmer-Str. 10, 3550 Marburg-Wehrda

3. Bundesverband der Insulinpumpenträger e.V.

Adresse: Reineckestr. 31, 5000 Köln 90, Tel.: 02203–25862.

4. Arbeitskreis der Pankreatektomierten e.V.

Adresse: Dr.-Schönemann-Str. 13, 6600 Saarbrücken,
Tel.: 0681–31837

Fachbücher

Elmadfa Die große Nährwerttabelle. Gräfe und Unzer Verlag, Mainz 1988/89

Jörgens V, Berger M Mein Buch über den Diabetes mellitus (für insulinpflichtige Diabetiker). Kirchheim Verlag Mainz 1987

Mehnert H, Standl E Ärztlicher Rat für Diabetiker. Thieme-Verlag Stuttgart 1987

Mehnert H Handbuch für Diabetiker. Trias Verlag, Stuttgart 1989

Petzold R, Schöffling K Sprechstunde Diabetes, Gräfe und Unzer Verlag, München 1983

Pfeiffer EF und Mitarbeiter Ulmer Diabetiker ABC Teil 2: Ein Kurs für den nicht-insulinspritzenden Diabetiker (erscheint im Sommer 1990)

Willms B,Was ein Diabetiker alles wissen muß, Kirchheim Verlag, Mainz 1986

Kochbücher

Nassauer L, Fröhlich-Kraul A, Petzoldt R, Das neue Kochbuch für Diabetiker, Gräfe und Unzer Verlag, München (4. Aufl.) 1989

Diese Ernährungslehre für Diabetiker ist gut verständlich geschrieben. Das Buch enthält 5 Tageskostpläne für 1200–2500 kcal; diese sind mit einer Rezeptübersicht gegliedert. Die Rezepte beziehen sich auf 2 Personen. Es werden genaue Maßangaben, daneben Küchenmaße angegeben. Für jede Mahlzeit werden verschiedene Austauschmöglichkeiten angegeben. Genaue Nährwertangaben.

Toeller M, Schumacher W, Groote A Ch, Kochen für Diabetiker, Falken Verlag, Niedernhausen (6. Aufl.) 1987

Dieses Ernährungsbuch ist präzise und leicht verständlich, besonders anschaulich und einprägsam durch Farbbilder. Das Buch enthält keine Tageskostpläne, dafür Vorschläge für komplette Mahlzeiten mit unterschiedlicher Kohlenhydratmenge (mit jeweiligem Rezepthinweis). Die Rezepte sind berechnet für 1 und 3 Personen. Bunte Bildsymbole kennzeichnen die Rezepte mit ballaststoffreich, cholesterinarm, kalorienarm. Es werden genaue Nährwertangaben gemacht; es fehlt die Angabe „anzurechnende Kohlenhydrate".

Robbers H, Traumann KJ, Diätbuch für Zuckerkranke, Thieme Verlag, Stuttgart (8. Aufl.) 1989

Einführung über Diabetes und Diät; sehr ausführlich und gut verständlich. Das Buch enthält 1200–2800 kcal-Tagespläne mit genauen Mengenangaben, enthält allerdings keine Rezepturen für die Zubereitung.

Hinweis: Die Rezepte müssen in jedem Fall dem eigenen Diätplan angepaßt werden!

Zeitschriften

- Diabetes-Journal, eine monatlich erscheinende Zeitschrift mit aktuellen Informationen über alle Bereiche der Zuckerkrankheit. Probeexemplare bzw. Abonnements über den Verlag Kirchheim + Co GmbH, Kaiserstr. 41, 6500 Mainz, jährlicher Bezugspreis 51,60 DM
- Diabetes-Ratgeber, erscheint 6 × jährlich, über Apotheken kostenlos erhältlich
- „Insuliner", wendet sich vor allem an junge Typ I-Diabetiker. Erscheint 2 × jährlich, Einzelexemplar 2,50 DM zu beziehen über Insuliner-Verlag, Ernst-Lemmer-Str. 10, 3550 Marburg-Wehrda
- Schriftenreihe des Deutschen Diabetiker Bundes mit aktuellen Themen, die in unregelmäßigen Abständen kostenlos an Mitglieder verteilt werden
- Sprachführer für Diabetiker, erhältlich gegen eine Schutzgebühr von 3,– DM bei Drugofa GmbH, Clevischer Ring 127, 5000 Köln 80

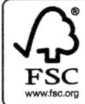

MIX
Papier aus verantwortungsvollen Quellen
Paper from responsible sources
FSC® C105338

If you have any concerns about our products,
you can contact us on
ProductSafety@springernature.com

In case Publisher is established outside the EU,
the EU authorized representative is:
**Springer Nature Customer Service Center GmbH
Europaplatz 3, 69115 Heidelberg, Germany**

Printed by Libri Plureos GmbH
in Hamburg, Germany